儿童保健与常见疾病防护

孟祥敏 编著

赵福林 插图

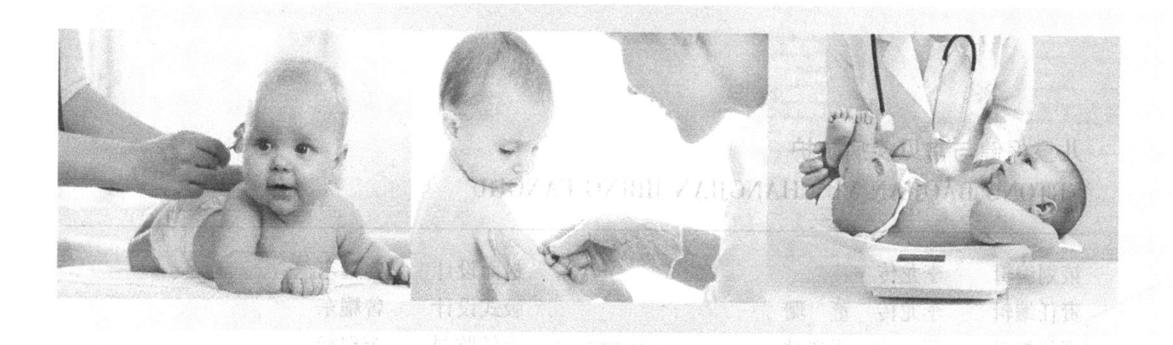

郑州大学出版社

图书在版编目(CIP)数据

儿童保健与常见疾病防护 / 孟祥敏编著. — 郑州 : 郑州大学出版社，2023. 8
(2024.6 重印)
ISBN 978-7-5645-9671-2

Ⅰ. ①儿… Ⅱ. ①孟… Ⅲ. ①儿童 - 保健②小儿疾病 - 防治
Ⅳ. ①R179②R72

中国国家版本馆 CIP 数据核字(2023)第 062384 号

儿童保健与常见疾病防护
ERTONG BAOJIAN YU CHANGJIAN JIBING FANGHU

策划编辑	李龙传	封面设计	曾耀东
责任编辑	李龙传 董 珊	版式设计	曾耀东
责任校对	薛 晗 胡文斌	责任监制	李瑞卿

出版发行	郑州大学出版社	地 址	郑州市大学路 40 号(450052)
出 版 人	孙保营	网 址	http://www.zzup.cn
经 销	全国新华书店	发行电话	0371-66966070
印 刷	廊坊市印艺阁数字科技有限公司		
开 本	787 mm×1 092 mm 1 / 16		
印 张	11	字 数	227 千字
版 次	2023 年 8 月第 1 版	印 次	2024 年 6 月第 2 次印刷

书 号	ISBN 978-7-5645-9671-2	定 价	59.00 元

本书如有印装质量问题，请与本社联系调换。

前言

近年来,儿科学在基础研究与临床应用方面取得了较大进展,新技术、新方法、新药物不断涌现,儿童公共卫生预防保健的发展也取得重大成就,各种卫生保健措施和疫苗应用于临床。儿童常见疾病若得不到及时、正确的诊断和治疗,将会错过最佳的治疗时机,导致严重的并发症和(或)后遗症,严重威胁患儿的生命。因此,如何早期诊断、早期治疗,成为问题的关键。为了推广目前国内儿科临床诊治领域的先进经验,提升儿科医生临床诊治的能力,提高临床疾病的诊断率与治愈率,在参阅国内外相关研究进展的基础上,结合笔者临床经验编写了此书。

本书涵盖了体格生长发育与测量评价、各年龄期儿童特点与保健、婴幼儿眼、耳、口腔常见问题与保健、婴幼儿意外伤害与安全管理、常见新生儿疾病的诊断与治疗、常见儿童疾病的诊断与治疗等知识。希望能给临床医师一个清晰明了的诊疗指导,在理论知识与临床实践之间架设起一座桥梁,使住院医师能在短时间内掌握诊断、治疗的基本流程,提高专业技能,本书能作为住院医师、基层医务工作者常备的参考书。

编写过程中虽然经反复讨论推敲,书中仍难免存在一些不足之处,请同道们不吝赐教,提出宝贵意见。

孟祥敏

2023 年 4 月

目 录

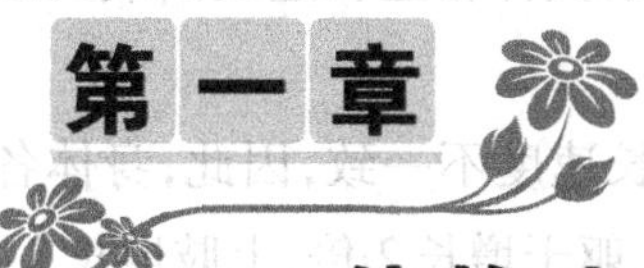

第一章 体格生长发育与测量评价

第一节 体格生长发育概述

婴幼儿与成人的最大区别在于婴幼儿处于不断生长发育的过程中。这一过程相当复杂,既存在个体、地区、国家或种族的差异,又有共同规律可循。婴幼儿生长发育的规律是指婴幼儿群体在生长发育中的一般现象。

一、婴幼儿生长发育规律

(一)生长发育的连续性和阶段性

从受精卵到长大成人,婴幼儿的生长发育不断进行,即体格生长发育是一个连续的过程。在这一过程中量变和质变常同时进行,因而形成了不同的生长阶段。各个阶段各有特点,但前后阶段又相互紧密衔接,后一阶段的发展必须以前一阶段为基础,不可跳跃。例如,进食是一个从流质食物到半流质食物再到固体食物的过程;再如,行走亦须先经抬头、转头,进而上肢取物、翻身、直坐,再到爬行、站立等步骤。任何一个阶段的发育障碍都会对下一阶段的发育产生不良影响。

(二)生长发育的程序性

婴幼儿身体各部分的生长发育有一定的程序,这一程序由基因控制。就身体各部形态发育而言,遵循躯干先于四肢,肢体近端先于远端的程序。从妊娠到出生,头颅生长最快;从出生到1岁,躯干生长最快。因此,胚胎2个月时头长占总身长的1/2,出生时头长占身长的1/4,到成人时头长只占身长的1/8。

(三)生长发育的不均衡性

人体体格发育虽是一个连续的过程,但连续过程中生长速度并不完全相同,呈非匀速性生长,即不均衡性。这种不均衡性主要表现在以下3个方面。

1. 身长、体重增长的不均衡性　出生后的第1年是第1个生长高峰,身长约增加

25 cm，体重约增加6 kg，第2年后生长速度趋于稳定，青春期生长速度又加快，为出生后的第2个生长高峰。整个儿童期体格生长速度呈波浪式，其体格生长速度曲线大致呈一个横“S”形。

2. 身体各部分发育的不均衡性　身体各部分的生长速度不一致，因此，身体各部分的增长幅度也不一样。从出生到长大成人，头增长1倍，躯干增长2倍，上肢增长3倍，下肢增长4倍。

3. 身体各系统发育趋势的不均衡性　神经系统发育较早。神经系统在出生后2年内发育最快。新生儿脑重约为成人脑重的25%，2.5～3.0岁时的脑重约为成人的75%，6岁时的脑重已相当于成人的90%。

淋巴系统发育较快。婴儿出生后淋巴系统迅速生长，青春期前（约10岁前）即达顶峰，以后逐渐萎缩，降至成人水平。

生殖系统发育较晚。生殖系统在出生后10年内处于静止状态，几乎无发育，青春期迅速发育，很快达到成人水平。

婴幼儿期其他系统或组织器官，如呼吸、循环、消化、泌尿、骨骼、肌肉及脂肪的发育趋势大致与身高、体重的增长平行。

（四）生长发育的相互关联性

婴幼儿期人体各部分的生长发育在时间和速度上虽不均衡，但人体是统一完整的机体，各系统的发育并不是孤立的，而是相互联系、相互影响的。某一系统的发育常可促进其他系统的发育，如各个系统的发育均以机体吸入充足的氧气和摄入充足的营养物质为前提，而氧气的吸入依赖呼吸系统，营养物质的摄入依赖消化系统，氧气与营养物质的运输又依赖循环系统。故各个系统间是相互协调的，从而使机体能很好地适应内、外环境的变化。

（五）生长发育的个体差异性

婴幼儿生长发育虽按一定的总规律进行，但正常的个体之间在一定的范围内受遗传与环境的影响。因此，婴幼儿的生长发育存在个体差异。如同性别、同年龄的儿童群体中，每个儿童的体型特点、生长水平、生长速度、心理特点均不尽相同，即使在一对同卵双生子之间亦存在细微差别。

正因为没有任何两个婴幼儿的发育水平和发育过程会一模一样，所以在评价某个婴幼儿的生长发育状况时须避免将“正常值”作为评价的唯一依据，或是简单地将一个婴幼儿与其他婴幼儿比较，并据此得出片面的结论。评价时必须考虑到个体发育的差异性，才能作出正确的判断。

二、婴幼儿各时期体格生长发育特点

(一)新生儿期体格生长特点

新生儿期是指从胎儿娩出脐带结扎时开始到出生后4周这一时期。新生儿出生体重与胎龄、性别及母亲妊娠期营养状况密切相关。一般,早产儿体重低于足月儿,男童出生体重略高于女童,宫内发育亦影响新生儿出生体重。出生后的体重增长则与营养、疾病等关系紧密。

正常新生儿身长平均为50 cm。因胎儿期神经系统发育较早,故新生儿出生时平均头围可达34 ~35 cm,胸围较头围略小1 ~2 cm,为32 ~33 cm,以便于胎儿娩出。

(二)婴儿期体格生长特点

婴儿期是指从出生到1周岁之前这一时期。婴儿在1 ~4 个月时体格生长虽较新生儿期略微下降,但仍非常迅速。调查资料显示,3 ~4 个月的婴儿体重约为出生时体重的2倍;身长62 ~63 cm,较出生时增长12 ~13 cm;头围约41 cm,较出生时增长6 ~7 cm。3 ~4 个月以后婴儿的体重、身长与头围增长均减慢,12 个月时体重约为出生时体重的3倍,身长及头围约为出生时的1.5 倍。胸围增长较快,12 个月时胸围约等于头围。

(三)幼儿期体格生长特点

幼儿期是指自1岁至满3周岁之前这一时期。幼儿期生长速度逐渐减慢,1 ~2 岁时体重增加2.5 ~3.0 kg,身长增加约13 cm;2 ~3 岁时体重增加2.0 ~3.0 kg,身长增加7 ~8 cm;2岁时头围约48 cm,达成人头围的90%,以后头围增长缓慢,3 ~18 岁共增长约5 cm;幼儿期开始胸围生长速度大于头围,至青春期前胸围将大于头围。

三、影响婴幼儿体格生长发育的因素

婴幼儿的生长发育是一个极其复杂的过程,是个体在生物学、体内环境及外界环境等因素相互作用下的结果。

(一)年龄

年龄与生长速度有关,年龄越小生长速度越快。出生后第1年是体格生长最快的时期,为第1个生长高峰。幼儿期后儿童生长速度逐渐减慢,至青春期儿童生长出现第2个生长高峰。进入学龄期,尤其在青春期性成熟时因性激素的影响,男童肌肉占体重的比例明显高于女童,肌力在14岁时几乎是女童的2倍,平均身高、体重均较同龄女童高。

(二)种族和遗传

一般来说,不同种族的儿童生长发育存在一定的差异。就全世界而言,黑色人种儿童身高较白色人种儿童高,白色人种儿童身高较黄色人种儿童高。就我国不同民族而言,身高差异亦较显著,如藏族、维吾尔族、朝鲜族、蒙古族人身材较汉族、彝族人等高大。

而遗传因素是影响体格生长的重要原因,故儿童生长发育的特征、潜力、趋向等受父母双方遗传因素的影响。儿童生长发育的多种生理指标,如身高、体重、血压等都有不同程度的遗传趋向。最典型的是身高发育,在良好的生活环境中,身高发育75%取决于遗传因素,父母身高高的,子女身高也高,反之亦然。遗传还决定正常儿童的身高生长速度、青春期生长高峰到来的年龄、面部特征、肤色、毛发颜色、体型等。

(三)母亲因素

1. 产前因素　胎儿在宫内的生长发育受孕母生活环境、营养、情绪、疾病等多种因素影响。妊娠期母亲营养丰富、心情愉悦、身体健康,则胎儿发育良好。若母亲妊娠期吸烟,则可能影响婴儿生长发育,甚至导致胎儿早产;孕母长期酗酒,可能引起胎儿酒精综合征,导致胎儿在宫内生长迟缓,可能出现面部畸形;母亲妊娠早期感染风疹病毒、巨细胞病毒或弓形虫等,可导致胎儿先天畸形;妊娠期严重营养不良亦可引起流产、早产和胎儿体格生长及脑的发育迟缓;母亲妊娠早期受到某些药物、X射线照射、精神创伤的影响,可使胎儿发育受阻。

2. 围产因素　胎儿出生时若发生产伤、窒息或败血症等情况,会严重影响出生后的生长发育。早产儿及低体重儿生长发育较正常足月儿迟缓。

(四)营养

儿童尤其是婴幼儿生长发育迅速,营养素是儿童体格生长的物质基础,年龄越小,受营养的影响越大。儿童须摄取蛋白质、脂肪、矿物质、维生素等各种营养素来满足生长的需要。婴幼儿期营养素的缺乏可导致生长迟缓,甚至影响重要器官的发育,使身体免疫、内分泌、神经调节等功能低下,增加发生某些慢性疾病的危险。营养过剩则会导致儿童超重,甚至肥胖,同样影响生长发育。

(五)疾病

疾病对儿童生长发育的影响非常直接。急性细菌感染出现发热时,营养物质消耗增加,常使体重减轻。某些急性传染病,如流行性脑脊髓膜炎、流行性乙型脑炎、脊髓灰质炎等,不仅会导致严重后遗症,甚至危及儿童生命。长期慢性疾病如肺结核、慢性腹泻、先天性心脏病等则影响儿童身高和体重的增长。内分泌疾病常引起骨骼生长和神经系统发育迟缓。

(六)体育锻炼

机体缺乏体育锻炼时可致体能降低,从而增加发生慢性疾病的机会,如心血管疾病、糖尿病、肥胖等。相反,中、高强度的体育活动可加快机体新陈代谢,刺激或改善呼吸、循环、运动系统等器官组织的适应功能。适当的体育锻炼可使人心情愉快,食欲增加,促进营养物质的吸收。因此,体育锻炼是促进儿童身体发育,增强体质的有效手段。

（七）环境

1. 家庭环境　儿童的生长发育和父母文化程度、家庭经济水平及家庭氛围密切相关。受教育程度高的家长更加会积极支持母乳喂养，使婴儿体格生长发育有充足的营养。家长有好的养育态度、科学喂养及卫生保健知识均会对儿童体格生长产生积极影响。文化程度高的父母更注重儿童养成有规律、有节奏的生活习惯。好的生活习惯可保证儿童适当的体育锻炼、定时进餐、充足的睡眠时间，这些均是儿童健康成长的必要条件。

经济水平较高的家庭能给儿童提供较好的医疗条件、营养、生长环境，使儿童的生长潜力得到充分发挥。

父母稳定的婚姻关系造就和睦的家庭氛围。研究表明，生活在愉快家庭氛围中的儿童生长激素水平明显较情感剥夺的儿童高。

2. 自然环境　清新的空气、充足的阳光、清洁的水源及丰富的植被组成良好的自然环境，有益于儿童健康的生长发育。一般而言，儿童在春季和秋季生长发育较夏季快，这与春、秋季气温适宜，儿童户外活动量较大，食欲较旺盛有关。

3. 社会环境　社会整体经济水平的提高可使人民生活水平提高，医疗条件得到改善，儿童预防接种更普及，使部分危害儿童健康的传染病得到有效控制，儿童生长发育水平相应得到明显提高。

第二节　体格生长发育的测量

一、生长发育的测量指标

评价儿童的生长发育情况有一定的指标，主要包括形态指标和生理功能指标。掌握这些指标的正确测量方法，通过与发育正常标准值比较分析，能对儿童的身体生长发育情况作出正确的评价，为家长及幼教工作者科学育儿提供指导。

（一）形态指标

生长发育的形态指标是指身体及其各部分在形态上能够测量出的各种量度，主要包括体重、身高（身长）、坐高（顶臀长）、头围、胸围、腰围、上臂围等，其中以身高（身长）和体重最为重要，也最常用。以上指标测试均较方便，能为准确评价儿童生长发育水平及速度提供重要信息。

1. 体重　体重是指人体各器官、系统、体液的总重量。体重易于准确测量，是最易获得的能综合反映儿童骨骼、肌肉、皮下脂肪及内脏器官的发育、增长情况的指标，还能作为医师计算儿童药量的依据。

新生儿出生体重与胎次、胎龄、性别及宫内营养状况相关。世界卫生组织公布的正常足月新生儿体重参考值为男婴 3.3 kg，女婴 3.2 kg。随年龄的增加儿童体重的增长速度逐渐减慢。正常足月新生儿第 1 个月体重增加 1.0 ~ 1.5 kg，生后 3 个月体重约为出生时体重的 2 倍。第 1 年内婴儿前 3 个月体重的增加值约等于后 9 个月体重的增加值，也就是说婴儿 1 岁时体重约为出生时的 3 倍（9 kg），是出生后体重增长最快的时期，是第 1 个生长高峰。出生后第 2 年体重增加 2.5 ~ 3.5 kg，2 岁时体重约为出生时的 4 倍（12 kg）。2 岁后到青春期前，体重增长减慢，约每年增长 2 kg。

2. 身高（身长）　身高（身长）指头部、脊柱与下肢长度的总和，即人体站立时颅顶至脚跟的垂直高度。多数 3 岁以下儿童立位测量身高不易准确，常取仰卧位测量，故婴幼儿的身高又称身长。身高（身长）是最基本的形态指标之一，能反映全身生长的水平和速度。

身高（身长）有较大的个体差异，受遗传、内分泌、宫内生长水平的影响比较明显，短期的疾病及营养波动一般不会影响身高（身长）的生长。身高（身长）的增长规律与体重相似，年龄越小，增长越快。新生儿出生时身高（身长）平均为 50 cm，生后第 1 年增长最快，为第 1 个生长高峰，前 3 个月增长 11 ~ 12 cm，约等于后 9 个月增长值，故出生第 1 年身高（身长）增长约 25 cm，达 75 cm。出生后第 2 年身高（身长）增长速度减慢，约增加 10 cm，即 2 岁时身高（身长）约 85 cm。2 岁以后身高（身长）每年增长 5.0 ~ 7.5 cm。

3. 坐高（顶臀长）　坐高是头顶到坐骨结节的长度。3 岁以下儿童坐姿测量不易准确，常取仰卧位测量，故坐高又称顶臀长。坐高增长代表头颅与脊柱的生长。

4. 头围　头围反映脑和颅骨的生长发育情况。足月新生儿出生时头围约 32 ~ 34 cm，出生后第 1 年前 3 个月头围的增长（6 cm）约等于后 9 个月头围的增长（6 cm），1 岁时头围约 46 cm。出生后第 2 年头围增长减慢，约 2 cm，即 2 岁时头围约 48 cm。2 ~ 15 岁头围增长缓慢，共增长 6 ~ 7 cm。因此，头围的测量在 2 岁以内最有意义。

5. 胸围　胸围反映胸廓、胸肌、背肌、皮下脂肪及肺的生长发育情况，因此在一定程度上说明身体形态和呼吸器官的发育状况，以及体育锻炼的效果。

新生儿出生时胸围约 32 cm，略小于头围 1 ~ 2 cm。出生后第 1 年胸围增长最快，约 12 cm，1 岁时胸围约等于头围，1 岁至青春前期胸围大于头围，约为头围+年龄-1 cm。

6. 腰围　腰围反映腰部肌肉、骨骼及皮下脂肪的生长发育情况。

7. 上臂围　上臂围代表肌肉、骨骼、皮下脂肪和皮肤的生长。1 岁以内上臂围增长迅速，1 ~ 5 岁增长缓慢，1 ~ 2 cm。有人认为，若无条件测量身高和体重，可用上臂围测量来筛查 5 岁以下儿童营养状况：>13.5 cm 为营养良好；12.5 ~ 13.5 cm 为营养中等；< 12.5 cm为营养不良。

（二）生理功能指标

生理功能指标是指身体各器官、系统在生理功能上可测出的各种量度。反映骨骼肌肉系统的指标有握力和背肌力；反映呼吸功能的指标有呼吸频率、肺活量、肺通气量等；反映心血管系统功能的指标有血压、脉搏等。

1. 肺活量　肺活量是尽力吸气后，从肺内所能呼出的最大气体量。肺活量能在一定程度上反映呼吸肌的力量、肺的容量及其发育情况。肺活量有较大的个体差异，与身材大小、性别、年龄、体位、呼吸肌强弱等因素有关。

2. 呼吸频率　呼吸频率是指每分钟呼吸的次数，年龄越小，频率越快。

3. 脉搏　为体表可触摸到的动脉搏动。血液经由心脏的左心室收缩而挤压流入主动脉，随即传递到全身动脉。动脉为富有弹性的结缔组织与肌肉所形成的管路。当大量血液进入动脉将使动脉压力变大而使管径扩张，在体表较浅处动脉即可感受到此扩张，即所谓的脉搏。脉搏反映心血管系统的功能状况。

4. 血压　血管内流动的血液对血管侧壁的压强，即单位面积上的压力，称为血压。平时所称血压是指动脉血压，是反映心血管系统功能的另一重要指标。

二、测量生长发育指标的方法

（一）测量形态指标

1. 测量体重　测量体重应在儿童排空大小便、空腹、裸体或仅穿内衣的情况下进行，也可在测量后减去衣物重量。称体重时，1 岁以下婴儿宜取卧位，1～3 岁幼儿可坐位测量，3 岁以上可取站立位，双手自然下垂，避免摇动或接触其他物体，以确保测量的准确性。

测量体重常用工具有电子秤、盘式杠杆秤、坐式杠杆秤、立式杠杆秤及中式木杆式钩秤等。测量前应先校正“零”点，使用杠杆秤测量时通过放置砝码及调整游锤位置使杠杆平衡，记录读数。读数时须以千克（kg）为单位，1 岁以内精确到 0.01 kg，1～3 岁精确到 0.05 kg，3 岁以上精确到 0.1 kg。

当无条件测量体重时，可用以下公式估算正常儿童体重（表 1-1）。

表 1-1　正常儿童体重估算公式

年龄	体重
6 个月以内	出生体重（kg）+月龄×0.7 kg
7 个月～1 岁	6 kg+月龄×0.25 kg
2～7 岁	年龄×2+8 kg

2. 测量身高(身长)　多数3岁以下婴幼儿立位测量身高(身长)不易准确,常取仰卧位测量,放置于标准的量床上,由两位测量者来测量其身长。婴幼儿脱去鞋、袜、帽,仰卧于量床底板中线,一测量者将儿童头扶正,面向上,两耳在一水平线上,头顶接触头板。另一测量者立于儿童右侧,左手握住儿童双膝固定,使其双下肢伸直并紧贴量床底板,右手移动足板,使足板紧贴儿童两足跟部。量床上两侧刻度读数一致时读取刻度,以厘米(cm)为单位,精确到0.1 cm。若儿童上、下肢不等长,须分别测量。

3岁以上儿童常用身高计或固定于墙壁上的立尺或软尺测量身高,宜清晨进行。受测儿童脱去鞋帽,条件允许可只穿背心和短裤,取立正姿势站在身高计的平台上,头部保持正中位置,双目平视前方,挺胸收腹,双臂自然下垂,足跟靠拢,足尖分开成60°。待受测儿童头、两肩胛间、臀部和足跟同时靠于立柱后,测量者将测量板轻轻向下滑动,使测量板与受测者头部顶点接触,读取测量板与立柱刻度交叉数值,精确到0.1 cm。

2~12岁正常儿童身高(cm)估算公式为:年龄(岁)×6+77。

3. 测量坐高(顶臀长)　3岁以下婴幼儿测量坐高(顶臀长),同测量身高一样,使用标准量床进行。受测婴幼儿脱去鞋、袜、帽,仰卧于量床底板中线,一测量者将婴幼儿头扶正,面向上,两耳在一水平线上,头顶接触头板。另一测量者立于婴幼儿右侧,左手握住受测婴幼儿小腿并提起,使骶骨紧贴底板,膝关节弯曲后小腿与大腿成直角,大腿与底板成直角,移动足板紧贴臀部,量床两侧读数一致时读取刻度,精确到0.1 cm。

3岁以上儿童采用坐高计或固定于墙壁的立尺或软尺测量坐高。受测儿童坐于坐高计的坐板上或高度适宜的矮凳上,先身体前倾,骶部紧贴立柱或墙壁,然后坐直,大腿与坐板或凳面完全接触,使躯干与大腿成直角,大腿与小腿成直角,头部及两肩胛间贴于立柱或墙壁。测试者下移测量板与儿童头部顶点接触,读取刻度,精确到0.1 cm。

4. 测量头围　测量头围时常使用无伸缩性的软尺进行。受测儿童取坐位,测量者位于儿童前方或右侧,左手拇指将软尺零点固定于儿童右侧眉弓上缘处,右手持软尺紧贴儿童头部皮肤(头发)经右侧耳上、枕骨粗隆(突起)与左侧眉弓上缘回至右侧眉弓上缘零点处。读出软尺与零点交叉的刻度即为头围,精确到0.1 cm。

婴幼儿期连续追踪测量头围比一次测量头围更重要。头围大小与父母双方头围有关。较小的头围常提示脑发育不良,头围增长过速常提示脑积水。

5. 测量胸围　测量胸围亦采用无伸缩的软尺为工具。受测儿童取立位或卧位,双足分开与肩同宽,双肩放松,双上肢自然平放或下垂,保持平静,均匀呼吸。测量者位于儿童前方或右侧,左手拇指将软尺零点固定于受测者右侧乳头下缘,右手持软尺紧贴儿童胸壁,经右侧腋下、背部肩胛下角下缘、左侧腋下、左侧乳头下缘回至零点处,读取软尺与零点交叉处刻度,精确至0.1 cm。

6. 测量腰围　测量腰围同样采用无伸缩的软尺为工具。受测儿童取立位,双足分开与肩同宽,双臂环抱于胸前,保持平静,均匀呼吸。测量者以受测者腋中线肋骨下缘和髂脊连线中点的水平位置为测量点,并在双侧测量点作标记,将皮尺下缘通过双侧测量点测量腰围,在平静呼气末读数,精确到0.1 cm。

7.测量上臂围　受测儿童取立位,双手自然下垂。测量者位于儿童左侧,左手将无伸缩性软尺零点固定在儿童左侧肩峰至尺骨鹰嘴连线的中点,右手将软尺贴皮肤绕臂一圈,读与零点交叉的刻度,精确到0.1 cm。

(二)测量生理功能指标

1.测量肺活量　测量肺活量时常使用湿式肺活量计。受测者取立位,先做一两次扩胸动作或深呼吸,然后尽力深吸气,吸满后向肺活量计的吹嘴内以中等速度尽力深呼气,直到不能再呼气为止。此时,测试者立即关闭进气管的开关,待浮筒平稳后读数。对每位受测儿童测量3次,取最大值,单位为毫升(mL)。

2.测量呼吸频率　测试应在安静状态下进行,可通过听诊或观察儿童腹部起伏情况获得,亦可将棉花少许置于小儿鼻孔边缘,观察棉花纤维的摆动而得。

3.测量脉搏　脉搏的个体差异较大,与体力活动和情绪变化相关,须在安静休息15 min后测量。婴幼儿需通过检查股动脉或心脏听诊来检测脉搏数,年长儿一般选择较浅的动脉如桡动脉来检测。以桡动脉为例,受测者将右前臂置于桌上,测试者用示、中、环指触摸儿童腕部桡动脉,适当加压即可感受到桡动脉的搏动。连测3个10 s的脉搏数,若其中两次相同,并与另一次相差不超过1下,可认为是安静状态。此时再测量1 min的脉搏数,予以记录。

4.测量血压　血压高低易受情绪变化、体力活动、体位变化的影响,故须在受测者安静休息15 min后再行测量。测量血压时应根据不同年龄选择不同宽度的袖带,一般而言,袖带的宽度应为上臂长度的1/2～2/3。袖带过宽,测得的血压值较实际值低,袖带过窄,所测值较实际值为高。7岁以下儿童常用8 cm宽袖带,新生儿多采用心电监护仪测定血压。

不同年龄小儿血压的正常值可用公式推算:收缩压(mmHg)=80+(年龄)×2,舒张压约等于收缩压的2/3。

第三节　体格生长发育的评价

儿童处于快速生长发育阶段,身体形态及各部分比例变化较大。充分了解儿童各阶段生长发育的规律、特点,正确评价儿童生长发育状况,及早发现问题,给予适当的指导和干预,对促进儿童的健康生长十分重要。

一、评价标准

生长发育标准是评价个体或集体儿童生长发育状况的统一尺度。一般通过一次性大样本横断面的人体测量,获得某几项生长发育指标的大量数据,并对这些数据进行统计学处理,所得的资料即可作为该地区儿童的生长发育评价标准。

评价标准一般分为现状标准和理想标准。现状标准又称参照值。因为未对其所选用的样本做严格筛选,只剔除患有各种明显可能影响生长发育的疾病或畸形的样本,故现状标准只能描述性地反映所代表人群生长发育的现实状况,即只代表一个地区一般儿童的生长发育水平,而非生长发育最好儿童的水平。

最好的标准是有前瞻性的,预示着儿童最佳生长所应达到的目标值。理想标准所选样本应来自健康的、营养良好的、护理周到的儿童,测试数据应精确,研究人群应足够大,且能反映近期的生长方式。

通常来说,生长发育标准都是相对的、暂时的,只能在一定时间内适用于一定地区的一定人群。因为在各个不同的历史年代,社会生活水平和医疗条件不同,每过一段时间,儿童的生长发育水平会产生显著差异;同一历史年代,各个地区的经济水平有差异,致使不同地区的儿童生长发育水平也有一定的差异。另外,目前所实际运用的标准均不能达到理想标准的所有条件,且现实中参照值与标准值的区别难以界定。

二、评价内容

要对儿童的体格生长状况进行正确的评价,必须采用准确的测量用具及统一标准的测量方法,同时有适宜可用的参照标准,并定期纵向观察。儿童体格生长发育评价包括生长发育水平、生长速度及匀称程度 3 个方面。

(一)生长发育水平

将儿童某一年龄时点所获得的某一项体格生长发育指标测量值与参照值比较,得到该儿童在同性别、同年龄阶段人群中所处的位置,即为该儿童此项体格生长发育指标在此年龄的生长水平,评价结果通常以等级表示。生长水平包括所有单项体格生长指标,如身高(身长)、体重、头围、胸围、上臂围等。

生长发育水平评价的优点是简单、易于掌握和应用,可以准确反映群体或个体儿童所达到的体格发育水平,但不能反映个体儿童生长的获得过程或轨道,即不能说明过去存在的问题,也不能预示该儿童的生长趋势。

有些单项测量值也能反映生长发育水平,如骨龄可反映发育成熟度。体格测量值也可以用发育的年龄来代表发育水平或成熟度,如一名 2 岁男童身高 76 cm,则其 2 岁时的身高发育水平为下等,身高的发育年龄相当于 1 岁。

早产儿体格生长有一允许的“落后”年龄范围。在对早产儿进行生长发育水平评价时应矫正胎龄至40周(即足月儿)后再评价。通常身高(身长)至40月龄、头围至18月龄、体重至24月龄后不再矫正。

(二)生长速度

对一名儿童某一项体格生长指标进行定期连续测量(纵向观察),获得的该项指标在某一年龄阶段的增长值,即是该项指标的生长速度。将该儿童的生长速度值与参照人群值进行比较,可判断该儿童在一段时间内的生长趋势,结果通常以正常、下降、缓慢、加速等表示。

以生长速度作评价,是一个动态纵向观察个体儿童生长发育规律的方法,可借此掌握每个儿童自己的生长轨道,体现个体差异。这种评价方法较生长水平评价更能真实了解儿童生长情况。生长速度正常的儿童生长发育基本正常。

生长速度常以生长曲线来表示,既简单,又直观,且易于向家长解释。定期体检是生长速度评价的关键,儿童年龄越小,生长较快,定期体检间隔时间不宜过长,建议6个月以内婴儿每月1次,6~12个月每2个月1次,1~2岁每3个月1次,3~6岁每6个月1次,6岁以上每年1次。

(三)匀称程度

匀称程度是对体格生长指标之间关系的评价,包括体型匀称度和身材匀称。

1. 体型匀称度　表示体型(形态)生长的比例关系。在实际工作中常选用身高的体重表示一定身高的相应体重范围,间接反映身体的密度与充实度。将测量值与参照人群值比较,结果以等级表示。另外,体型匀称度也可用指数法表示,在之后评价方法中详细阐述。

2. 身材匀称　即躯干-下肢比例,以坐高(顶臀长)/身高(身长)的比值反映下肢生长发育情况。以实际测量计算结果与参照值计算结果比较,结果以匀称、不匀称表示。

三、评价方法

(一)指数评价法

指数评价法是指将两项或两项以上指标联系起来,用数学公式表示人体各部分之间的比例关系,以此评价儿童体型、体质、营养状况及生长发育水平的方法。常用指数有以下几种。

1. 身高体重指数　计算式为体重(kg)/身高(cm)×1000。该指数又称克托莱指数,反映了体重与身高之间的比例关系,指数大则体重相对较大。

2. 布鲁格施指数　布鲁格施指数又称为身高胸围指数,计算式为胸围(cm)/身高(cm)×100。表示胸围与身高的比例关系,反映了儿童胸廓及皮下脂肪的发育情况,粗壮型儿童指数较高,瘦小型则较低。

3. 身高坐高指数　计算式为坐高(cm)/身高(cm)×100。反映身体上下肢的比例。随年龄的增加,上身所占比例逐渐减少,下身所占比例逐渐增加。肢体发育异常或躯干发育异常,该指数均异常。

4. 体重指数(BMI)　计算式为体重(kg)/身高的平方(cm^2)。该指数又称考伯指数,其含义是单位面积中所含的体重数,既能反映一定体积的重量,又能反映机体组织的密度。因儿童、青少年期脂肪细胞随年龄、性别变化,故 BMI 有年龄、性别的特点。

5. 劳雷尔指数　计算式为体重(kg)/身高的三次方(cm^3)×10^7。表示单位体积的体重,反映了人体的营养和充实程度,多用于学龄儿童。

(二)均值离差法

均值离差法是将个体儿童的发育数值与作为标准的均值及标准差比较,以评价个体儿童发育状况的方法。均值离差法适用于呈正态分布的数据,而正常儿童生长发育状况多呈正态分布,故常用该方法,以平均值($\bar{x}$)±标准差(SD)来表示。如 68.3% 的儿童生长水平在 $\bar{x} \pm 1SD$ 范围内;95.4% 的儿童在 $\bar{x} \pm 2SD$ 范围内;99.7% 的儿童在 $\bar{x} \pm 3SD$ 范围内。

(三)百分位数法

百分位数评价法是以某发育指标(如身高、体重)的第 50 百分位数为基准值,以其余百分位数为离散距,制成生长发育标准,对个体或集体儿童的发育水平进行评价。一般采用 3、10、25、50、75、90、97 等几个百分位数值划分发育等级。

上述均值离差法和百分位数法两种方法在体格发育评价中都经常用到,离差法计算较简单,百分位数法计算虽相对复杂,但精确,故近年来世界许多国家都采用后者来评价儿童的生长发育水平。

(四)发育年龄评价法

发育年龄又称生理年龄,该法是指用身体某些发育指标的平均水平制成标准年龄,来评价个体儿童的发育状况。目前,常用的有形态年龄、牙齿年龄和骨骼年龄评价法。

1. 形态年龄评价法　该法是用某项指标(如身高、体重)制成标准年龄,评价个体儿童的发育水平。该方法简便易行,但不全面,必须结合其他指标做全方位分析。

2. 牙齿年龄评价法　该法是按儿童牙齿生长发育的顺序制定标准年龄,用来反映个体儿童的发育状况。有两种评价方法,一是以儿童牙齿萌出的数量和质量表示发育年龄,适用于出生后 6 个月~13 岁,二是用 X 射线摄片进行观察,包括从第一颗牙齿开始钙化到成人最后一颗牙齿钙化完成的整个发育过程。因儿童的牙齿萌出和脱落有一定的差异,故根据牙齿年龄评价发育年龄较为粗糙。

3. 骨骼年龄评价法　骨骼年龄简称骨龄,将个体儿童的骨骼钙化程度与标准骨龄比较而得。骨龄能客观、精确地反映个体发育水平和成熟程度,在儿童生长发育评价中经常用到。

第二章

各年龄期儿童特点与保健

第一节　胎儿期保健与围生医学

一、胎儿期特点

胎儿期是指自受精卵形成至胎儿娩出前，共40周，依赖母体而生存。胎龄即胎儿的周龄，分3个阶段。

第一阶段，胚胎和胎儿早期：此期为12周，是器官形成阶段，其中3～8周是胚胎细胞高度分化的时期，极易受环境不良因素的干扰导致胎儿缺陷与畸形，甚至流产、死胎。

第二阶段，胎儿中期：自13周至28周（共16周），胎儿组织、器官迅速生长发育，生理功能日趋成熟，28周时胎儿肺泡发育基本完善，具备气体交换功能，出生后成活可能性较大。

第三阶段，胎儿后期：自29周至40周（共12周），胎儿体重迅速增加。胎儿期如受母体营养不良、感染或不良环境因素等干扰，可导致宫内发育迟缓（IUGR），损害胎儿大脑和其他重要组织器官，导致功能障碍等。

围生期国内定义为自胎龄满28周至出生后7 d。此期包括了胎儿（妊娠）后期、出生（分娩）过程和新生儿早期3个阶段。该期小儿经历从依赖母体到独立存活的巨大变化和适应环境的过程，是生命受到威胁的重要时期。围生医学的理念是将母体宫内的胎儿与娩出断脐后形体独立的新生儿视为生长发育的一个特殊的连续统一体。围生期死亡率是衡量国家和地区的卫生水平、产科和新生儿科质量的重要指标，也是评价妇幼保健卫生工作的一项重要指标。因此，切实做好胎儿期和围生期的保健工作将有利于减少胎儿的致残率，提高儿童的健康水平和生命质量，降低围生期发病率和死亡率。

二、胎儿期保健措施

胎儿的生长发育与妊娠期妇女密切相关，胎儿期保健就是通过对母亲孕期的系统保健，达到保护胎儿宫内健康成长发育以及最终安全分娩的优生优育目的，属一级预防保健。重点为预防以下几个方面：①先天性发育不全或畸形；②宫内营养障碍和异常出生体重、早产；③宫内感染；④宫内缺氧、窒息等。

胎儿保健的实施大致可分为2个阶段。

第一阶段，胚胎期与胎儿早期（胎龄12周之前）是预防畸形、先天性发育不全的关键期。

第二阶段，胎儿中后期保健主要保证胎儿组织器官的生长发育、生理功能的成熟，预防IUGR或营养不均衡，继续预防感染和胎儿组织器官受损，注意防治妊娠并发症导致的胎儿缺氧、窒息、营养代谢障碍等。

胎儿期保健具体措施如下。

（一）预防先天性发育不全、遗传病及胎儿起源的儿童和成年期疾病

1. 预防遗传病　父母婚前应进行遗传咨询，禁止近亲结婚；有确诊或疑诊遗传病患者的家庭，或连续发生不明原因疾病患者的家庭，或有与遗传有关的先天畸形、智力低下患儿家庭是遗传咨询的重点，通过咨询预测风险率，并结合相应的筛查诊断技术，如染色体核型、染色体基因芯片分析、基因芯片（DNA芯片）、荧光原位杂交、基因测序等技术，早期诊断遗传病并终止妊娠。

2. 预防感染　妊娠期妇女患病毒性感染如弓形虫、风疹病毒（RV）、巨细胞病毒（CMV）、单纯疱疹病毒（HSV）、细小病毒B19、乙型肝炎病毒、肠道病毒等，可直接损害胎儿细胞，破坏免疫活性细胞，使组织血管发生炎症并梗死，染色体结构改变；受感染的细胞分化受到抑制，导致畸形，也可引起胎儿死亡，这些畸形包括先天性心脏病、白内障、小头、聋哑、智力低下等。妊娠早期感染致畸率可高达50%，而中晚期致畸率逐渐下降至10%左右，但可导致发育迟缓，其他病毒性感染如流行性感冒、流行性腮腺炎等也可影响胎儿的生长发育，妊娠期妇女即使是轻症的病毒感染也可引起胎儿先天性畸形。因此，妊娠期妇女应避免与病毒感染患者接触，尽量不去人多、空气污浊的公共场所。国际上，许多国家和地区已较多地采用风疹疫苗、流行性腮腺炎疫苗接种女童或育龄前少女，使其具有较高免疫水平，以免在孕期发生这些感染。

3. 避免化学毒物　妊娠期妇女可通过污染的空气、土壤、水和食物暴露于毒性化学产物，研究发现化学毒物暴露通过影响激素降解代谢、表观遗传改变、免疫失调、直接的细胞毒性、致癌性、线粒体及氧化损伤而影响胎儿的健康和生长发育，与出生缺陷、儿童和成年期内分泌疾病、过敏和自身免疫性疾病、神经发育性疾病如孤独症及精神障碍等有关。如铅、镉、汞等重金属污染，可引起IUGR、心血管畸形及神经认知功能受损；孕期有机磷农药及杀虫剂暴露，可增加自然流产概率及儿童发育障碍性疾病的发生风险，影响工作记忆和认知功能；孕期饮酒或吸烟（包括被动吸烟）、有害气体如烟草中的尼古丁、烟雾中的氰化物、一氧化碳等均导致胎儿缺氧并影响其生长发育，严重者导致酒精中毒

综合征、中枢神经系统发育异常等。因此,孕期应保证食物的安全和健康,避免暴露于有害化学毒物污染的空气、水或食物,禁烟、酒并远离吸烟环境,以保障胎儿的健康生长发育。

环境内分泌干扰物是一类外源性化学物质,通过植物、动物等食物链进行生物浓缩,进入人体,如在母体脂肪中残留,可通过胎盘传递给胎儿,干扰胎儿体内激素产生、释放、转移、代谢、结合、反应和消除。

4. 避免接触放射线和电离辐射　胎儿对放射线十分敏感,尤其在胎龄16周之前,可引起神经系统、眼部及骨骼系统等畸形,甚至导致死亡。孕母应尽量避免接触各种放射线,尤其在妊娠早期。目前越来越多的研究关注到孕期暴露于各种电子产品、无线系统所产生的电离辐射对胎儿及儿童健康的影响,孕期电离辐射暴露与流产具有剂量依赖性关系,降低新生儿出生体重,增加儿童多动和行为障碍的风险,也可能与哮喘的发生有关。因此,也应尽量减少母体和胎儿在电离辐射环境中的暴露。

5. 慎用药物　不少药物可经过胎盘进入胎儿体内,药物对胚胎、胎儿的影响与用药的孕周及药物种类有关。妊娠3个月后除性激素类药物外,一般药物不再致畸,但可影响胎儿的生长与器官功能。应考虑分娩时药物对胎儿的影响,如催产素可使胎儿缺氧;解痉降压剂(硫酸镁)可抑制胎儿呼吸中枢。

6. 治疗慢性疾病　母亲健康对胎儿影响极大。孕母患慢性疾病如糖尿病,甲状腺功能减退症,心、肾、肝疾病,结核病等慢性疾病者应尽量在孕前积极治疗。孕期应在医师指导下进行治疗。高危孕产妇应定期进行产前检查,必要时终止妊娠。

(二)保证充足和均衡的营养,维持适宜体重增长

生命早期的营养环境对胎儿组织、器官的生长发育,尤其是大脑发育至关重要,并通过表观遗传为基础的调控作用,对儿童及成人的体格、代谢、精神和行为健康产生远期的影响。例如,孕早期叶酸、维生素B_{12}缺乏增加胎儿神经管缺陷的风险;孕期碘需求较非孕期增加50%,碘缺乏可导致出生后儿童甲状腺功能减退、智力低下;孕期铁缺乏可影响儿童认知功能;母亲肥胖和妊娠糖尿病可增加先兆子痫、大于胎龄儿风险,并增加子代成年期代谢性疾病的风险等。孕期由于母体生殖器官和胎儿生长发育、产后泌乳能量和营养储备的需要,循环血量、血红蛋白携氧能力增加,对能量和多种营养素的需要量增加,包括蛋白质、必需脂肪酸、叶酸、铁、碘、钙及多种维生素。因此,备孕和孕期均应保证充足和均衡的营养,避免营养素缺乏或能量过剩,并为胎儿提供充足的营养储备以满足其出生后需求。

1. 备孕期　应常吃富含铁的食物,缺铁或缺铁性贫血妇女应补充铁剂,纠正缺铁或缺铁性贫血后再妊娠;选用碘盐并每周摄入一次富含碘的海产品;孕前3个月开始补充叶酸(400 μg/d,共12周),保证良好的叶酸营养状况;禁烟、酒。

2. 孕早期　胎儿生长发育速度相对缓慢,无明显早孕反应者可继续保持孕前平衡膳食,无须增加能量摄入。早孕反应可使孕母消化功能发生变化,因此孕早期的膳食应富

营养、少油腻、易消化及适口。孕吐较明显或食欲不佳的孕妇不必过分强调平衡膳食，可少食多餐，膳食清淡并保证摄入足量富含碳水化合物的食物。每天必须摄取至少 130 g 碳水化合物，首选易消化的粮谷类食物（如米或面），避免因呕吐、饥饿导致酮症酸中毒对胎儿早期神经系统的不良影响；多摄入富含叶酸的食物并补充叶酸（400 μg/d）有助于预防胎儿神经管畸形，预防高同型半胱氨酸血症，促进红细胞成熟和血红蛋白形成，降低妊娠高脂血症发生的危险；常吃含铁丰富的食物，孕期铁需求增加（整个孕期约需 1000 mg 铁），孕早期的铁推荐摄入量（RNI）为 20 mg/d；选用含碘盐，孕期碘 RNI 为非孕期基础上（120 μg/d）增加 110 μg/d，约为含碘盐 5 g/d（摄入碘 100 μg/d），并每周进食 1 次富含碘的海产品（如干海带含碘 0.7 ~ 0.8 mg/g）；禁烟、酒。

3. 孕中后期　胎儿开始进入快速生长发育期，直至分娩。应增加能量和蛋白质摄入，膳食均衡，避免摄入过多，既保证胎儿的生长发育和贮存产后泌乳所需能量，同时也避免胎儿营养过剩。根据 2013 年《中国居民膳食营养素参考摄入量》建议，每日主要营养素的 RNI 为：能量在非孕期（7534 kJ/d）的基础上，孕中期增加 1256 kJ/d，孕晚期增加 1884 kJ/d；蛋白质在非孕期（55 g/d）的基础上，孕早期增加 5 g/d，孕中期增加 15 g/d，孕晚期增加 30 g/d；钙在非孕期（800 mg/d）的基础上，孕中晚期增加 200 mg/d；铁在孕中期增加 4 mg/d（共 24 mg/d），孕晚期增加 9 mg/d（共 29 mg/d）；维生素 A 在非孕期（700 μgRAE/d）的基础上，孕中晚期增加 70 μgRAE/d，维生素 D 10 μg（400 IU）/d。

（1）适当增加蛋白质，如鱼、禽、蛋、瘦肉、海产品的摄入量：孕中期应在孕前平衡膳食的基础上每天增加鱼、禽、蛋、瘦肉共计 50 g，孕晚期在孕前平衡膳食的基础上再增加 125 g 左右。鱼类作为动物性食物的首选，不仅是优质蛋白质的良好来源，同时为孕 20 周后胎儿脑和视网膜功能发育提供必需的长链多不饱和脂肪酸，如花生四烯酸（ARA）、二十二碳六烯酸（DHA），每周最好食用 2 ~ 3 次。孕期 DHA 的适宜摄入量（AI）为 200 mg/d。

（2）适当增加乳类的摄入，不仅补充蛋白质，同时也是钙的良好来源。孕 20 周后胎儿骨骼生长加速，孕 28 周胎儿骨骼开始钙化，仅胎儿体内每日需沉积约 110 mg 的钙，钙需要量明显增加。孕中晚期钙的 RNI 为 1000 mg/d。从孕中期开始，建议每天增加 200 g 奶，使总摄入量达到 300 ~ 500 g/d。

（3）常进食含铁丰富的食物。随着孕中期开始的血容量和血红蛋白量增加，胎儿和胎盘组织铁储备的需求增加，孕妇成为缺铁性贫血的高危人群。孕 28 ~ 32 周，孕妇血容量增加达峰值，最大增加量为 50%，红细胞和血红蛋白的量也增加，至分娩时达最大值，增加约 20%，约需要 500 mg 铁。孕晚期还需为胎儿储存铁（约 300 mg 铁）以满足婴儿生后 1 ~ 4 月龄对铁的需要。因此，建议孕中晚期多摄入含铁丰富的动物性食物，如动物血、肝脏、瘦肉等。孕妇如有贫血或血清铁蛋白低于 30 μg/L，应在医生的指导下补充铁剂。

孕期应监测体重,保证体重适宜增长。孕期对微量营养素需求的增加大于能量需求的增加,通过增加食物摄入量来满足微量营养素的需求极有可能引起能量摄入过多,体重增加过多。孕妇体重不仅是反映孕期营养的重要标志,同时也与胎儿出生后成年期健康有关,如宫内营养不良或过度营养可导致小于胎龄儿或巨大儿,不仅容易发生低血糖等并发症,而且与成年后发生肥胖、高脂血症、高血压、糖尿病及心脑血管疾病的风险增加密切相关。体重适宜增加的目标值因孕前体重而异,具体增加目标可参考如下建议。

(1)孕前肥胖、BMI>30 kg/m^{2}的孕妇,孕期总体重增长范围控制在5~9 kg为宜,孕中晚期体重平均增长率为每周0.22 kg(0.17~0.27 kg)。

(2)孕前超重、BMI在25.0~29.9 kg/m^{2}的孕妇,孕期总体重增长范围控制在7.0~11.5 kg为宜,孕中晚期体重平均增长率为每周0.28 kg(0.23~0.33 kg)。

(3)孕前体重标准、BMI在18.5~24.9 kg/m^{2}的孕妇,孕期总体重增长范围为11.5~16.0 kg,孕中晚期体重平均增长率为每周0.42 kg(0.35~0.50 kg)。

(4)孕前体重不足、BMI<18.5 kg/m^{2}的孕妇,孕期总体重增长的范围为12.5~18.0 kg,孕中晚期体重平均增长率为每周0.51 kg(0.44~0.58 kg)。

(三)保持良好的情绪和适量的身体活动,积极准备母乳喂养

胎儿在孕5周后就逐步具备运动、感觉、听觉、触觉等能力,孕母良好的情绪和心理准备将有助于胎儿的健康和能力的发展。孕期应情绪愉快、保证充足的睡眠和适当的身体活动,如根据自身的体能每天进行不少于30 min的低强度身体活动,最好是1~2 h的户外活动,如在空气清新、阳光温暖的大自然中散步,做体操等,除非有医学禁忌。适宜的身体活动有助于维持适宜的体重增长和自然分娩,户外活动还有助于改善维生素D的营养状况,促进胎儿和母体自身的骨骼发育和健康。需避免参与对孕妇或胎儿有潜在受伤风险或者增加关节负荷的活动如仰卧起坐、滑雪、网球等活动。

母乳喂养需要心理和生理准备。孕妇应建立信心,做好母乳喂养心理准备,学习了解母乳喂养的生理知识及喂养方法;并做好充分的营养储备;进行正确的乳房护理。

(四)预防和管理高危妊娠

妊娠高危因素与高危儿的发生密切相关。高危儿是指已经发生或可能发生危重疾病而需要监护的新生儿。高危儿死亡率高,存活后残疾发生率高。因此,在围生医学保健中对高危妊娠的预防和管理十分重要。妊娠高危因素包括以下5个方面。

(1)母亲年龄、身材,如年龄<18岁者或年龄>35岁的高龄产妇等。

(2)孕母有生殖道疾病(子宫肌瘤、子宫畸形、胎盘功能不良等),急、慢性疾病(心、肾、肝病及高热、急性感染、外伤等),糖尿病,甲状腺功能亢进症,肺结核等。

(3)孕期有阴道流血、病毒感染、吸烟、吸毒或酗酒史,母亲为Rh阴性血型,过去有死胎、死产或性传播病史等。

(4)孕母有妊娠并发症如妊娠高血压综合征、先兆子痫、子痫，有羊膜早破、羊水胎粪污染、胎盘早剥、前置胎盘、各种难产、手术产(高位产钳、胎头吸引、臀位产等)，分娩过程中使用镇静和镇痛药物史等。

(5)出生时高危因素包括多胎、早产、低出生体重、小于胎龄儿(SGA)、大于胎龄儿(LGA)、先天畸形(重大畸形)、羊水过多(常伴胎儿神经管开放畸形)、羊水过少(常伴胎儿肺、肾发育不全)、IUGR，脐带绕颈、打结、脱垂、畸形(单一脐动脉等)，宫内缺氧、窒息等。

在孕期应重视孕产妇保健，加强早孕登记，定期产前检查，以保证对妊娠高危因素早发现、早干预。凡明确为高危妊娠者，必须专案管理、系统监护、严密观察、积极处理，尽早消除和控制有关危险因素对孕母、胎儿双方的影响和危害。

高危妊娠的个案管理包括：进行健康教育(自我监护方法)、专业咨询和(或)会诊，复核高危筛查评分，以预测妊娠结局；建立健全三级医疗保健网和转诊系统(包括孕产妇联系卡)，定期记录各种检查结果(如血红蛋白、血压、血糖、体重、腹围、胎心、B超测量的双顶径等)，确保业务技术的逐级指导，做到预防积极、治疗及时和处理正确有效。高危评分始终不减者，高危专案管理的联系卡有利于及时转诊治疗。高危妊娠管理的目的是"转危为安"，最大程度地降低孕产妇抢救和死亡率，保证胎儿的健康和安全，减少伤残率，降低新生儿死亡率。

第二节　新生儿期特点与保健

一、新生儿期特点

新生儿期是自胎儿娩出后从脐带结扎开始，至生后28 d。新生儿从宫内依赖母体生存到出生后离开母体适应宫外环境，要经历身体各系统解剖和生理功能上的巨大变化，是生命最脆弱的时期，该期发病率高，死亡率高。特点如下。

1. 体温调节　需要适宜的环境温度或中性温度，特别是低体重儿或早产儿，环境温度过低可导致体温不升甚至硬肿症，环境温度过高可导致脱水。故保温并维持中性环境温度非常重要。

2. 循环系统　出生后胎儿循环向成人循环转变，任何原因使肺动脉压力增加(如肺炎)，都可能重新出现右向左分流(持续胎儿循环或肺动脉高压)，导致发绀。

3. 消化系统　消化道解剖与功能发育可适应生后纯乳汁的营养摄入；具有最基本的进食动作——觅食反射、吞咽反射，但吞咽时咽-食管括约肌不关闭、食管无蠕动、食管下部括约肌不关闭，易发生溢乳；生后几周小肠上皮细胞渗透性高，以吞饮方式吸收，易产生过敏与感染。新生儿出生时肠道无菌，生后2 d出现双歧杆菌，7 d到达高峰，为新生儿的优势菌。母乳喂养儿的酸性粪便有利于双歧杆菌的生长。

4. 泌尿系统　出生时肾小球过滤功能低下，肾浓缩功能差；肾小管排磷功能差，选用蛋白质、矿物质（磷）含量高的牛乳喂养对新生儿肾脏有潜在损害。

5. 神经系统　大脑皮质兴奋性低，对外界刺激反应易于疲劳，以睡眠状态为主；皮质下中枢兴奋性高，呈蠕动样动作，肌张力高；脊髓的固有反射（非条件反射）存在。

6. 免疫系统　细胞免疫功能已较为成熟，体内有通过胎盘从母体获得的抗体（IgG）。新生儿非特异性和特异性免疫功能发育不成熟，肠道分泌IgA较低。

7. 体格发育　新生儿期是宫内生长的延续。正常足月婴儿生后第一个月体重增加可达1.0～1.5 kg，身长增长4～5 cm。

新生儿期是婴儿期的特殊阶段，重点是预防出生时缺氧、窒息、低体温、寒冷损伤综合征和感染。为一级预防和部分二级预防（新生儿筛查）。

二、新生儿期保健

（一）出生时保健

根据WHO《早期基础新生儿保健》的临床实践指南实施。

1. 分娩前准备　保持产房温度在25～28 ℃。准备好复苏抢救用具、吸引器、氧气、清洁干爽的毛巾毯、新生儿衣被，预热辐射床，并检查复苏气囊、面罩和吸引装置是否在功能状态。

2. 擦干刺激　新生儿娩出后立即置于预先铺好干毛巾的母亲腹部，彻底擦干。擦干过程中快速评估新生儿的呼吸状况。若有呼吸或哭声，撤除湿毛巾，将新生儿腹部向下头、偏向一侧，与母亲开始皮肤接触。取另一清洁已预热的干毛巾盖在新生儿背部，并戴上帽子。彻底擦干刺激之后，若新生儿出现喘息或不能呼吸，应立即寻求帮助，严格消毒结扎脐带后，迅速移至预热的复苏抢救区域开始复苏。

3. 皮肤接触　若新生儿和母亲状况良好，保持新生儿与母亲持续皮肤接触至少90 min，除非出现以下情况：新生儿严重胸廓凹陷、喘息或呼吸暂停、严重畸形，母亲出现紧急医疗状况的处理（如急症子宫切除术）。皮肤接触过程中不要单独将母亲和新生儿留下，应每隔15 min监测新生儿的呼吸和体温，若新生儿出现疾病症状，则需及时处理。不要擦掉新生儿胎脂，出生后24 h内不要给新生儿洗澡。

4. 脐带处理　等待脐带搏动停止后（1～3 min），在距脐带根部2 cm的位置断脐。确保接触或处理脐带的手套是无菌的。不要给脐带断端外敷任何药物，不要在脐带上缠绷带、盖纸尿裤或紧紧系上其他东西。脐带暴露在空气中并保持干燥有利于脱落。如果脐带被粪便或尿液污染，可用清水清洗后用干棉签蘸干，保持断端干燥。如果脐带断端出血，则要重新结扎脐带。

5. 母乳喂养　皮肤接触过程中观察新生儿，当出现觅食反射（如流口水、张大嘴、舔嘴唇、寻找爬行动作、咬手指）时，指导母亲开始母乳喂养。母乳喂养是母亲和新生儿都要学习的过程。新生儿出生后 15 ~ 90 min 后才会出现觅食反射，不应强迫新生儿和母亲进行母乳喂养。医护人员应该及时进行指导，确保正确的姿势和乳头含接方法，但应避免过多干扰。

6. 测量体重和身长　在新生儿完成第一次母乳喂养之后，与母亲核实婴儿性别、戴腕带、量身长，开始称体重。将体重计拿到母亲身边，确保使用的婴儿体重计是清洁的，使用前先将体重计读数重置为零。将婴儿衣物、帽子、袜子及尿布脱去称重，或穿戴称重后减去衣物等的重量。称重结束后清洁体重秤，告知母亲和家长体重结果。出生体重低于 2500 g 的婴儿需要特殊护理来预防低体温（加强保暖或袋鼠式护理）。

7. 全面检查　测量后全面检查新生儿，注意有无先天缺陷、产时损伤及有无呼吸困难、气促或呻吟，测体温（正常腋温范围：36.5 ~ 37.5 ℃），检查双眼有无红肿、流脓，脐部有无渗血，有无腹胀，头、躯干、四肢有无损伤。如出生体重<1500 g，或有任何危险指征，应予以紧急处理，并及时转运进一步救治，转运过程中注意保暖。

（二）出院前保健

1. 纯母乳喂养　母婴同室，新生儿睡母亲床上或母亲容易够着的地方，可仰卧或侧卧，支持昼夜按需纯母乳喂养，不要给新生儿提供糖水、配方奶或其他液体，告知母亲母乳是保护婴儿避免疾病的唯一食物，鼓励母亲确信自己有充足的乳汁满足婴儿的需求。

2. 保暖　新生儿室的室温宜保持在 25 ~ 28 ℃，避免对流风。尽可能多让母亲与新生儿保持皮肤接触或袋鼠式护理。新生儿衣着干爽、松软，生后头几天戴小帽子，尤其是体重轻的新生儿。当早产儿情况稳定后，即可尽早开始袋鼠式护理。

3. 清洁护理　每天应清洗新生儿的脸、颈和腋下，便后清洗臀部并完全擦干；出生 24 h后沐浴。

4. 观察有无危险征象　①吃奶不好。②惊厥。③呼吸快（>60 次/min）。④严重的胸部吸气凹陷。⑤没有自主运动。⑥体温高/发热（>37.5 ℃）或低体温（<35.5 ℃）。

如有以上危险征象，考虑疾病可能，应予以紧急处理，必要时启动复苏抢救、给予首剂抗生素、止血、给氧，转运治疗过程中注意保暖。观察皮肤有无黄染，如 24 h 内面部黄染，或任何时候掌心和足底均黄染，应及时转新生儿科或新生儿重症监护病房治疗。

5. 保持局部清洁，检查有无感染征象

（1）双眼：注意有无红肿、流脓，如有，给予滴眼液抗菌治疗，若观察 2 d 无好转或加重，应转诊治疗，并评估母亲及其伴侣的淋球菌感染情况。

（2）脐部：保持脐带残端清洁干燥，注意有无脐轮红、脓性分泌物或硬结；如脐轮红<1 cm，按局部感染处理，如 2 d 内无好转或加重，及时转新生儿科治疗；如脐轮红>1 cm 或有脓性分泌物或硬结，按严重感染处理，给予首剂抗生素，并转新生儿科治疗。

(3)皮肤:保持清洁干燥,尤其是颈部、腋窝和腹股沟处,如有脓疱或大疱>10 个,考虑严重感染可能,应转诊治疗;如在 10 个以下,则按局部感染处理,若观察 2 d 无好转或加重,应及时转新生儿科治疗;如皮肤有波动性肿胀,考虑脓肿或蜂窝织炎可能,应转诊评估。

(4)口腔:如有念珠菌感染导致的鹅口疮,予口腔治疗,并观察母亲乳头是否有念珠菌感染。

6. 给予维生素 K_1　常规给予维生素 K_1 可以预防出血。向母亲解释注射维生素 K_1 的必要性及如何注射维生素 K_1。使用剂量是 1 mg。按标准确定注射部位(大腿中部正面靠外侧),消毒后进行肌内注射。有产伤、早产,在宫内时母亲有干扰维生素 K 的治疗及需要外科手术的婴儿有出血危险的,必须肌内注射维生素 K_1 1 mg。

7. 预防接种　具体接种的疫苗在不同地区会有差异,应遵循当地卫生计生行政部门的规定。新生儿出生后 24 h 内接种的常见疫苗包括卡介苗和乙肝疫苗。乙肝疫苗通常是通过肌内注射接种(0.5 mL 右侧上臂外侧肌内注射),卡介苗是在上臂外侧皮内注射(0.05 mL 左侧上臂外侧皮内注射)。接种疫苗期间的无菌状况非常重要,并不要求接种时戴无菌手套,但必须洗手。确保在注射结束时没有出血的情况,注射后填写注射记录。

无并发症自然分娩的新生儿至少住院至出生 24 h 后出院。出院前进行全面检查,提醒出生登记、新生儿疾病筛查和听力筛查,按国家规定定期进行免疫接种和儿童健康体检。告知母亲如有上述危险征象,应及时就医。

(三)新生儿期居家保健

1. 喂养及营养补充　所有新生儿,无论是足月、早产或低出生体重,均应鼓励纯母乳喂养至生后 6 个月。母乳是婴儿最好的食物,尤其是初乳,含有丰富的免疫活性物质。指导母亲使用正确的哺乳方法以维持良好的乳汁分泌,昼夜按需哺乳(>8 次/24 h)。如母乳喂养困难、疼痛或发热,应观察、评估了解原因,根据情况帮助解决问题,如帮助乳房含接、哺乳后用乳汁涂抹乳头减少疼痛、增加哺乳次数促进泌乳及乳腺管通畅,母亲有乳腺炎则需治疗。确实无法母乳喂养者,指导母亲选用配方奶粉喂养,配方乳可每 3 h 1 次,每日喂养 7 ~ 8 次。纯母乳喂养的新生儿生后数天即应补充维生素 D 400 IU/d,早产儿每日口服 800 IU;乳母适当补充维生素 K,多吃蔬菜、水果,避免新生儿或婴儿发生维生素 K 缺乏导致的出血性疾病。

2. 保暖　新生儿居室的温度与湿度应随气候温度变化调节,有条件的家庭在冬季使室内温度保持在 22 ~ 24 ℃,湿度以 55% ~ 60% 为宜;鼓励采用袋鼠式护理,尤其是早产儿和低出生体重儿,当室温在 22 ~ 24 ℃时,新生儿可仅穿尿裤,头戴帽子,穿袜子,直接与母亲皮肤接触,如室温<22 ℃,可给婴儿穿上无袖开襟的小布衫,使其脸、胸、腹和四肢能直接与母亲皮肤接触。夏季应避免室内温度过高,若温度过高,衣被过厚及包裹过紧,易引起新生儿发热。因此,要随着气温的高低,随时调节环境温度和衣被包裹。新生儿

若有不明原因的哭吵不安,应除外室内温度过高、衣服过多、空气不流通所带来的不适。

3. 护理　任何护理前均应洗净双手。

(1)衣服用柔软的棉布制作,要宽松,不妨碍肢体活动,易穿、易脱,干燥清洁。冬衣要能保暖。尿布用柔软吸水的棉布做成,勤换、勤洗,以防尿布皮炎。婴儿包裹不宜过紧,更不宜用带子捆绑,最好使两腿自由伸屈。

(2)脐部特别注意保持脐带残端清洁和干燥,干净衣服松松地覆盖于脐部,尿布折叠于脐部下方;仅在脐部不干净时,用冷开水和肥皂清洗后彻底擦干;如有脐轮红、脓性分泌物或硬结,应及时就诊。

(3)新生儿每日洗澡,保持皮肤清洁,脐带脱落前应保护好脐带残端,不可进水;水温以略高于体温为宜,可先试水温,手托婴儿洗澡,以保持脐部干燥;新生儿皮肤娇嫩,要防止擦损;如有擦损要及时处理以防感染;经常观察颈部、臀部和腋下等皮肤皱褶处,保持清洁干燥。如有脓疱或大疱或皮肤有波动性肿胀,应及时就诊。

(4)注意保持口腔清洁,不宜擦洗口腔黏膜,如有黏膜白斑或破损,应及时就诊。

(5)新生儿痤疮、"马牙"、"上皮珠"、乳房肿大、"假月经"、红斑、粟粒疹属特殊生理现象,不需要特别处理,切不可擦拭、针挑或挤压,以免感染。

4. 疾病预防　居室保持空气新鲜;严禁吸烟,减少探视,避免有呼吸道感染或传染性疾病患者接触新生儿;护理新生儿前洗手;家人患呼吸道感染接触新生儿时戴口罩,以避免交叉感染。

5. 伤害预防　注意喂哺姿势、喂哺后的体位,预防乳汁吸入和窒息。保暖时避免烫伤,预防意外伤害的发生。

6. 促进感知觉、运动发育　母亲及家人多与新生儿说话、微笑和皮肤接触,吸引婴儿目光追随,促进新生儿感知觉发展。

7. 慎用药物　新生儿肝功能不成熟,某些药物体内代谢率低,易在体内蓄积发生不良反应。哺乳期母亲用药应考虑乳汁中药物对新生儿的作用。

(四)筛查先天性代谢性疾病

新生儿生后筛查疾病,尽早诊治,减少后遗症,属二级预防。筛查内容包括:听力筛查,遗传代谢性疾病筛查,先天性髋关节发育不良等。

第三节　婴儿期特点与保健

一、婴儿运动系统的特点与保健

(一)人体的运动系统

人体呈现的各种姿势和进行的各种运动,都是在神经系统的支持下,由运动系统完成的。运动系统包括骨、骨联结和骨骼肌。其中,骨和骨联结构成人体的支架——骨骼,骨骼肌附于骨面。

1. 骨　成人共有206块骨,约占体重的20%。骨有多种形态,一般可分为长骨、短骨、扁骨和不规则骨4种。骨的形态与其所在部位和担负的功能有关。

(1)骨的构成:骨由骨膜、骨质和骨髓构成。骨膜在骨的最外面,是一层薄而坚韧的薄膜。骨膜内有大量的成骨细胞,可使骨长粗。骨质由结构致密的骨密质和海绵状的骨松质组成。骨中间的空腔是骨髓腔,骨髓腔内有骨髓,骨髓分为红骨髓和黄骨髓两种。其中,红骨髓具有造血功能,黄骨髓无造血功能。

(2)骨的成分:骨的成分(除水外)主要是有机质和无机质。有机质使骨具有韧性和弹性,无机质使骨具有硬度和脆性。一般来说,随着人年龄的增长,骨中的有机质与无机质含量之比会逐渐变小。

2. 骨联结　骨联结是指骨与骨之间的联结装置。按照联结方式的不同,骨联结可分为直接联结和间接联结两种。

(1)直接联结,是指两骨以纤维结缔组织、软骨或骨组织相连,其间无间隙,如颅骨之间的联结、胸骨与肋骨的联结等。这种骨联结的活动范围很小或不能活动。

(2)间接联结,又称关节,由关节面、关节囊和关节腔构成,是人体骨联结的主要方式,如肩关节、肘关节、膝关节等。关节的活动性较强,且活动范围较大。

3. 骨骼肌　骨骼肌是人体肌肉的重要组成部分,可为肢体的运动提供动力。骨骼肌在神经系统的支配下,通过收缩和舒张牵动其附着的骨骼产生运动。

(二)婴儿运动系统的特点

1. 骨发育的特点

(1)全是红骨髓:0~3岁婴幼儿的骨髓全是红骨髓。约5岁以后,人体内的大部分红骨髓逐渐转化为黄骨髓,失去造血功能。但是,当人体失血过多或患重度贫血时,黄骨髓可转化为红骨髓,恢复造血功能。

(2)骨膜较厚:婴儿的骨膜较厚,内含丰富的血管和神经,对骨有营养、再生和感觉功能，且骨膜内的成骨细胞丰富而活跃，故婴儿骨折后愈合较快。

(3)有机质含量高：婴儿骨中的有机质含量高，故婴儿的骨弹性大、柔韧性好，但硬度低、易变形。

(4)颅骨的囟门逐渐闭合：新生儿的颅骨尚未发育完全，其颅顶各骨之间留有间隙且由结缔组织膜连接，称为囟门。随着机体的生长发育，婴儿的颅骨逐渐骨化，囟门逐渐闭合。一般来说，婴儿的前囟门会在2岁前闭合，后囟门在出生后的6~8周闭合。

(5)脊柱形成最初的生理性弯曲：成人的脊柱从背后看是直的，从侧面看则有4个明显的生理性弯曲，即颈曲、胸曲、腰曲和骶曲。脊柱的生理性弯曲使脊柱更加具有弹性，可以减轻走路和跳跃等活动对大脑产生的冲击和震荡，并可维持人体的平衡。人出生时，脊柱只有骶曲，其他生理性弯曲随着人的生长发育逐渐形成。人在出生后2~3个月能抬头时，颈曲形成；6~7个月能直坐时，胸曲形成；1岁左右能站立和行走时，腰曲形成。但是，婴儿脊柱的4个生理性弯曲暂未完全定型，不良姿势可能会导致其脊柱变形。

(6)腕骨尚未完全骨化：新生儿的腕骨全是软骨，随着年龄的增长，软骨逐渐骨化。人在3岁时，腕骨有4个骨化中心，10~13岁时整个腕骨骨化完成，一般女孩比男孩早两年完成。由于婴儿的腕骨尚未完全骨化，腕部力量不足，所以要为他们准备较轻的玩具、用具等，并适当控制他们的活动量。

(7)足弓容易塌陷：足骨依靠关节和韧带紧密联结，使足底形成凸向上方的弓形，称为足弓。足弓具有弹性，可以缓冲运动对身体产生的震荡，同时还有保护足底的血管和神经免受压迫、缓解足部疲劳等作用。婴儿会站、会走以后，渐渐形成足弓。但如果婴儿过于肥胖，或站立、行走的时间较长，或负重过度，就容易造成足弓塌陷，形成扁平足。扁平足弹性差，当人长时间站立或行走时，容易感到疲劳或足底疼痛，从而影响运动能力。

2. 关节发育的特点　婴儿的关节窝较浅，关节囊和韧带较松弛，所以关节和韧带的伸展性及运动范围大于成人。但是婴儿关节的牢固性较差，在外力的作用下容易发生脱臼，并常伴有关节囊撕裂、韧带损伤，从而出现肿胀、疼痛的现象，进而失去运动功能。

3. 骨骼肌发育的特点

(1)肌肉易疲劳：婴儿的肌肉尚未发育完善，肌纤维较细，且肌肉中含水分相对较多，含蛋白质、无机盐、脂肪及糖类较少，能量储备能力差，故婴儿的肌肉收缩能力差，并容易疲劳。不过，婴儿新陈代谢旺盛，因此他们的疲劳感消失得也快。

(2)肌肉群发育不平衡：婴儿各肌肉群的发育是不同速的，大肌肉群发育较早，小肌肉群发育较晚，因此婴儿的大运动比精细动作发育得快。例如，婴儿1岁左右已经会走路，但是一般还不会叠积木。

(三)婴儿运动系统的保健

1. 保证充足的营养　骨的发育需要钙、磷和维生素D等营养素，肌肉发育需要蛋白质等营养素。对0~6月龄的婴儿，提倡母乳喂养，因为母乳中的钙质最易吸收，有利于婴儿的骨骼发育。对6月龄后的婴儿，可开始为其添加辅食，直至其逐步过渡到可进食成人食物。为婴儿提供的食物中必须含有充足的营养素（如大量的蛋白质），以满足其骨骼和肌肉的正常生长发育。

2. 选择合适的衣物　婴儿不宜穿过小、过紧的衣服，紧身的衣服会影响其血液循环和肌肉、骨骼的发育。反之，过于宽大的衣服则会使婴儿活动不便，影响其动作的发展。因此，婴儿的衣着应合体、简单，利于穿脱和四肢活动。此外，在为婴儿穿纸尿裤时要保证其大腿和髋关节能够自由活动，以防止髋关节脱臼。

3. 培养正确的姿势　婴儿的骨骼弹性大，易变形，不良的姿势不仅会造成脊柱侧弯、驼背、胸廓畸形等，还会影响腹腔脏器的正常活动。正确的坐、站、走等姿势不仅可以保证体形良好，还可以缓解肌肉疲劳，从而有利于婴儿的心身健康。婴儿坐着时，应要求其身体端正，两肩摆平，两脚自然平放在地上；站着时，应要求其头部端正，两肩水平，两臂自然下垂，两腿直立；走路时，应要求其抬头挺胸，协调摆臂。

此外，要注意婴儿不宜过早坐、站、走，不宜睡软床或久坐沙发，以免影响其脊柱的发育和腿型。

4. 组织合理的体育锻炼和户外活动　为促进婴儿运动系统的生长发育，应组织其参加适度的体育锻炼，以促进骨骼和肌肉的发育，使机体更加强壮。组织婴儿进行体育锻炼时，要确保活动的类型、强度、时间等符合其年龄特点。例如，婴儿不宜做剧烈的运动，也不宜过久地做同一动作，以免造成肌肉过度疲劳。

同时，应让婴儿多参加户外活动，通过接受户外温度、湿度和气流的刺激，来增强机体的抵抗力；通过接受适量的阳光照射，使身体产生一定的维生素D，促进骨骼的生长。

二、婴儿呼吸系统的特点与保健

（一）人体的呼吸系统

人体不断吸进氧气、呼出二氧化碳的过程，称为呼吸。呼吸是通过呼吸系统完成的。呼吸系统由呼吸道和肺构成。呼吸道是气体进出人体的通道，通常将鼻、咽、喉称为上呼吸道，将气管和支气管称为下呼吸道。肺是气体进行交换的场所。

1. 呼吸道

（1）鼻：鼻是呼吸道的起始部分，也是嗅觉器官。鼻腔内有鼻毛和黏膜，黏膜能分泌黏液。鼻毛和黏液能阻挡或清除空气中的灰尘和细菌，黏液对吸入的空气有湿润和加温的作用。

（2）咽：咽位于口腔和食管之间，是食物进入食管及氧气进入肺的通路，是呼吸系统和消化系统的共同通道。咽与鼻腔、口腔、喉腔相通，咽腔自上而下可分为鼻咽、口咽和喉咽三部分。鼻咽腔的侧壁上有咽鼓管咽口，气体可由此口经咽鼓管进入中耳的鼓室。

（3）喉：喉是呼吸道最狭窄的部位，也是食物进入食管及氧气进入肺的通路。喉腔的前上部有一块叶状的会厌软骨,其作用是控制喉口的开放与闭合。吸气时,会厌软骨打开,使气流通过;吞咽时,会厌软骨会遮住喉口,防止食物进入气管。

此外,喉还是发音器官。喉腔侧壁左右各有一条声带,声带之间的空隙是声门裂。说话时,声带拉紧,声门裂缩小,呼出的气流使声带发生振动,进而发出声音。

(4)气管、支气管:气管上端与喉相连,下端在胸腔内分为左、右主支气管,分别进入左、右两肺,在肺内形成树杈状分支。气管和支气管管壁内覆盖着有纤毛的黏膜,它能分泌黏液。纤毛不断地向咽喉部摆动,将黏附了灰尘和细菌的黏液(即痰)一起运送到咽,经咳嗽排出体外。

2. 肺　肺位于胸腔内,在心脏的两侧,左右各是呼吸系统的主要器官。其中,右肺分上、中、下三叶,左肺分上、下两叶。肺叶由许多肺小叶构成,肺小叶又由细支气管与无数的肺泡构成,肺泡是进行气体交换的主要场所。人吸气时,气体入肺,肺容积增大,胸腔扩张;呼气时,气体排出,肺容积减小,胸腔缩小。

(二)婴儿呼吸系统的特点

1. 呼吸器官的特点

(1)鼻的特点:婴儿鼻腔较短且狭窄,无鼻毛,鼻黏膜柔嫩且血管丰富,因而易受感染和出血。鼻腔感染时,婴儿容易鼻塞而导致呼吸与吸吮困难。此外,婴儿鼻泪管(鼻腔与眼睛之间的一条膜性管道)较短,鼻部炎症常常会影响到眼部,引起泪囊炎、结膜炎;又因鼻腔与咽鼓管相连,细菌若进入咽鼓管,还可能会引起中耳炎。

(2)咽的特点:婴儿的咽部狭小、垂直,且有丰富的淋巴组织,因而易受感染。此外,婴儿咽鼓管较宽、直、短,并且呈水平位,因此当咽部感染时,细菌易经咽鼓管侵入中耳,引起中耳炎。

(3)喉的特点:婴儿喉腔狭窄,黏膜柔嫩,富含血管和淋巴组织,有炎症时易引起喉头狭窄,从而导致呼吸困难。婴儿喉部软骨柔软,喉部的保护性反射功能较差,吞咽时往往会因软骨来不及遮住喉口而引发气管异物。

此外,婴儿声带不够坚韧,声门肌肉容易疲劳,如果其经常哭闹、高声喊叫,会使声带充血水肿、变厚,从而导致声音变得嘶哑。

(4)气管和支气管的特点:婴儿的气管壁和支气管壁柔软,缺乏弹性组织且黏膜柔嫩,因此易受损伤。婴儿气管上的纤毛运动能力差,不易清除外来灰尘和细菌等,因此易受感染,同时因气管管腔狭小,感染后易阻塞而导致呼吸困难。此外,婴儿右主支气管较直且短、粗,异物较易坠入其中。

(5)肺的特点:婴儿的胸腔较小而肺相对较大,呼吸时肺不能充分扩张,且呼吸肌不发达,肺泡容量小,因此肺活量较小。

此外,婴儿肺泡数量较少,且肺弹性组织发育较差,扩张与回缩功能弱,但肺间质发育旺盛,血管丰富,因此婴儿肺含气量少而含血量多,容易感染。

2. 呼吸运动的特点

(1)呼吸频率快:婴儿新陈代谢旺盛,需消耗的氧气较多,但其肺活量小,每次吸入的氧气较少,因此只能增加呼吸频率以满足代谢的需要。婴儿年龄越小,呼吸频率越快。不同年龄婴儿的呼吸频率平均值如表 2-1 所示。

表 2-1　不同年龄婴儿的呼吸频率平均值

年龄	呼吸频率/(次/min)
0 ~ 28 d	40 ~ 44
28 d ~ 1 岁	30 ~ 40

(2)呼吸方式为腹式呼吸:婴儿的呼吸中枢尚未发育成熟,且呼吸肌较弱,因此婴儿多为腹式呼吸。此外,由于呼吸中枢调节能力差,婴儿易出现呼吸节律不齐、间歇呼吸及呼吸暂停等现象,尤以新生儿明显。

(三)婴儿呼吸系统的保健

1. 培养良好的卫生习惯　首先,要让婴儿养成用鼻呼吸的习惯,充分发挥鼻腔的保护作用。其次,要教育婴儿不要挖鼻孔,以防鼻黏膜破损致鼻腔感染或鼻出血。再次,要正确地为婴儿擦鼻涕,并教会其正确的擤鼻涕方法。擤鼻涕时,不要同时压住两个鼻孔,应先压住一侧鼻孔擤鼻涕,擤完后再擤另一侧,以免因鼻腔压力过大,将鼻腔里的鼻涕和细菌挤到中耳、眼、鼻窦中,引起中耳炎等疾病。最后,还要教育婴儿养成打喷嚏或咳嗽时用手帕捂住口、鼻,不随地吐痰,不蒙头睡觉等好习惯。

2. 保持室内空气新鲜　新鲜的空气中病菌少、氧气足,能够促进人体的新陈代谢,有利于婴儿呼吸系统的健康,还可以增强婴儿对外界气候变化的适应能力。因此,室内应经常开窗通风换气,保持空气新鲜。此外,成人还应注意不要在婴儿所处的地方吸烟。

3. 适当组织体育锻炼和户外活动　经常参加体育锻炼和户外活动,可以增强婴儿呼吸肌的力量,促进胸廓和肺的正常发育,增大肺活量。参加户外活动还能提高婴儿呼吸系统对疾病的抵抗力,降低呼吸道疾病的发病率。需要注意的是,在组织婴儿进行体育锻炼时,应注意让其配合动作,自然而正确地加深呼吸,以使肺部充分吸进氧气,排出二氧化碳(图 2-1)。

4. 注意保护声带　鼓励婴儿用自然、柔和的声音说话、唱歌,避免高声喊叫,以防声带受损,变成"哑嗓子"。注意不应让婴儿说话和唱歌的时间过长,以防声带疲劳。当婴儿咽喉部有炎症时,应让其多喝水、少说话。

5. 严防异物进入呼吸道　培养婴儿安静进餐的习惯,嘱其吃饭时不要说笑,以防食物进入呼吸道引起呛咳,甚至窒息。不要让婴儿玩豆类、小玻璃球、硬币、扣子等小物品,教育他们不要把这些小物品放入口腔，以防它们掉入气管或支气管，导致呼吸道堵塞，造成生命危险，也要教育他们这些小物品不能放入鼻孔或耳孔。

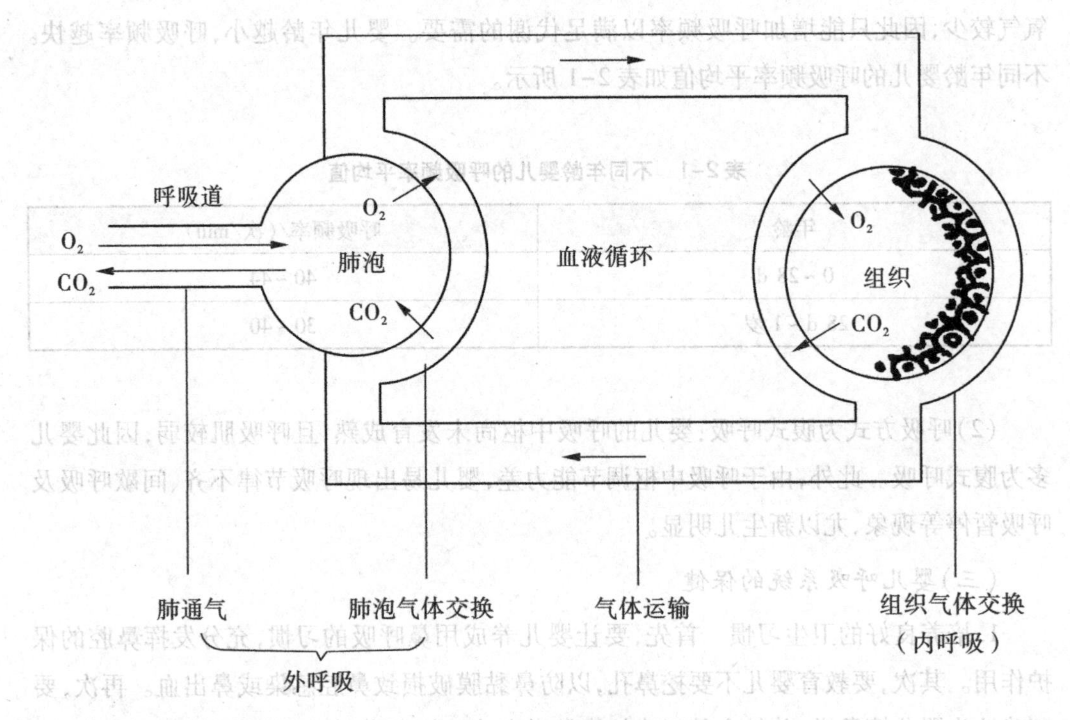

图2–1　呼吸过程

三、婴儿消化系统的特点与保健

（一）人体的消化系统

人体必须不断地从外界摄取营养物质，供新陈代谢使用，以维持正常的生命活动。消化系统的主要功能就是吸收食物中的营养物质供人体使用。消化系统由消化道和消化腺两大部分组成。其中，消化道包括口腔、咽、食管、胃、小肠和大肠等，消化腺主要有唾液腺、肝和胰等。

1. 消化道

（1）口腔：口腔是消化道的起始部分，主要包括牙齿、舌头等器官。

1）牙齿：牙齿是人体最坚硬的器官，其主要功能是咬切和磨碎食物，并对发音具有辅助作用。

牙齿分为牙冠、牙颈和牙根三部分。牙齿主要由牙本质构成。在牙冠部牙本质的表面覆有一层乳白色的釉质，称牙釉质，其极为坚硬，损坏后不能再生；在牙颈和牙根部位，牙本质的表面包有一层牙骨质。牙齿中的空腔为牙髓腔，腔内充满牙髓，内含丰富的血管和神经组织。人的一生中先后有两副牙齿，第一副是乳牙，共20颗；第二副是恒牙，共

28～32颗。

2)舌:舌是口腔中可随意运动的器官,位于口腔底,具有感受味道、协助咀嚼、吞咽食物、辅助发音等功能。

(2)食管:食管是消化道中最窄的部分,其主要作用是将食物从咽运送至胃。

(3)胃:胃是消化道中最膨大的部分,其主要功能是暂时贮存并初步消化食物。胃的上口为入口,称"贲门",与食管相接;下口为出口,称"幽门",与十二指肠相连。胃的黏膜层有许多皱襞,它可使胃容量随食物的量而适当扩大或缩小。食物在胃的蠕动作用下与胃液充分混合,3～4 h后变成食糜,进入十二指肠。食糜全部进入十二指肠的过程称为胃的排空,胃排空后人就开始产生饥饿感。一般来说,胃的排空时间为4～5 h。

(4)小肠:小肠是消化道中最长的一段,全长5～7 m。食物到了小肠之后,其中的糖类、脂肪和蛋白质等被分解、消化和充分吸收,剩余的食物残渣在小肠的蠕动下向大肠移动。因此,小肠是人体消化食物、吸收养料最重要的部分。

(5)大肠:大肠的主要功能是贮存经消化吸收后剩余的食物残渣,吸收残余水分、无机盐和部分维生素。

2. 消化腺

(1)唾液腺:唾液腺位于口腔,其分泌的唾液中含有淀粉酶,能消化淀粉类食物;唾液中还含有溶菌酶,可以杀灭细菌,清洁口腔。

(2)肝:肝位于腹腔的右上部,是人体中最大的消化腺。肝不仅能够分泌胆汁,促进肠液和胰液对脂肪的消化,还具有代谢、贮存养料和解毒的功能。

(3)胰:胰位于胃的后方,由外分泌部和内分泌部两部分组成。外分泌部分泌的胰液进入小肠,可帮助消化食物;内分泌部即胰岛,其分泌的胰岛素和胰高血糖素直接进入血液,可调节人体内血糖的浓度,保持血糖的相对稳定。

(二)婴儿消化系统的特点

1. 消化道的特点

(1)口腔的特点:婴儿口腔黏膜柔嫩且血管丰富,因此容易破损而引起感染。此外,婴儿的牙齿、舌都有不同于成人的特点。

1)牙齿的特点:新生儿没有牙齿,婴儿自6月龄开始萌出乳牙,顺序为下中切牙→上中切牙→上侧切牙→下侧切牙→第一磨牙→尖牙→第二磨牙。乳牙约在2岁半出齐。

乳牙具有咀嚼食物、帮助消化,促进颌骨的正常发育,诱导恒牙的正常萌出等重要作用。乳牙的总体特征是牙体小、牙根浅,牙釉质较薄,牙本质松脆,故婴儿易患龋齿。

2)舌的特点:婴儿的舌短而宽,灵活性较差,对食物的搅拌及协助吞咽能力较差。

(2)食管的特点:婴儿的食管呈漏斗状,较为狭窄,黏膜薄嫩,管壁肌肉组织和弹性纤维发育差,控制能力较差,因此容易发生胃食管反流,引发呕吐。婴儿吸奶时若吞咽过多空气,则容易发生溢奶。

（3）胃的特点：婴儿的胃呈水平位，且贲门肌较松弛，幽门肌较紧致，故易发生溢奶和呕吐。

婴儿年龄越小，胃容量越小。新生儿的胃容量约为 30 mL，1～3 月龄时为 90～150 mL，1 岁时为 200～300 mL。此外，婴儿的胃黏膜柔嫩，胃肌肉组织及弹性组织发育较差，故胃的蠕动能力较差；胃液中的消化酶含量较少，故消化能力较差，容易发生消化不良（图 2-2）。

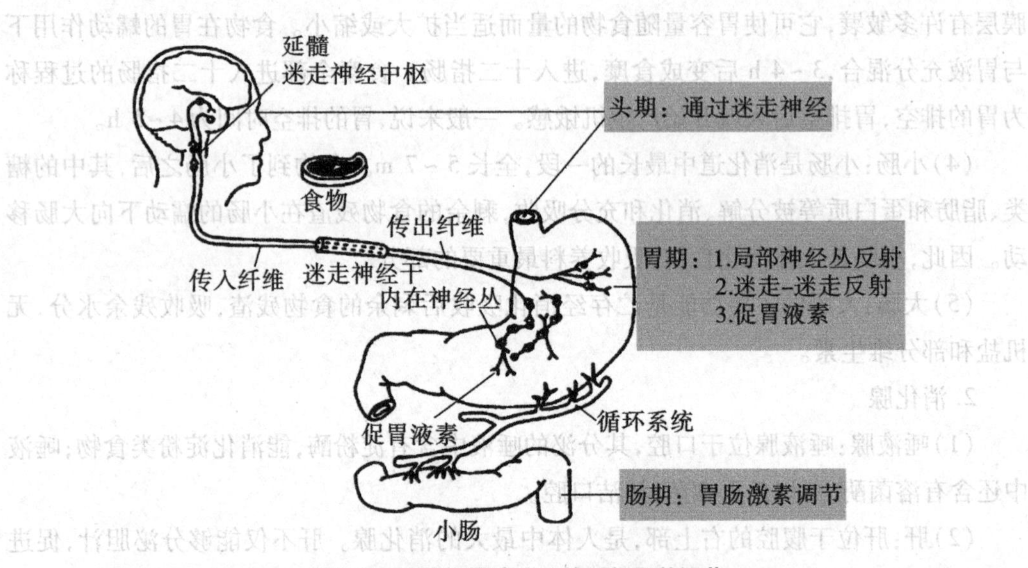

图 2-2 消化期胃液分泌的时相及其调节

（4）肠的特点：婴儿肠管的总长度相对成人较长，肠黏膜薄嫩，所以吸收能力较强，但也容易吸收有害物质从而引发疾病。由于婴儿肠壁肌肉组织及弹性组织发育不完善，肠蠕动能力差，故消化能力较差。

此外，婴儿的肠系膜尚未发育完善，肠壁固定能力差，导致肠的位置不稳定，容易发生脱肛、肠套叠及肠扭转等疾病。

2. 消化腺的特点

（1）唾液腺的特点：婴儿的唾液腺在出生时就已形成，但此时唾液分泌量较少，故新生儿口唇易干燥。3～6 月龄时，婴儿的唾液腺发育完善，唾液分泌旺盛，但婴儿口腔浅，且还不会及时吞咽唾液，故唾液常常会流到口腔外面。这种现象属于"生理性流涎"，随着年龄的增长会逐渐消失。

（2）肝脏的特点：婴儿的肝脏相对较大，新生儿的肝脏重量可达体重的5%，而成人的肝脏重量仅占体重的2%。新生儿肝脏酶系统尚未发育成熟，容易发生生理性黄疸。

婴儿肝脏分泌的胆汁较少，因此对脂肪的消化、吸收能力较差。婴儿肝细胞发育不完善，肝功能不成熟，肝脏的解毒能力较差，容易发生感染、药物中毒等情况，所以婴儿用药剂量比成人要小。此外,婴儿肝脏的糖原贮存较少,饥饿时容易发生低血糖。

(3)胰的特点:婴儿的胰腺尚未发育完善,胰液分泌较少,且胰液所含消化酶的活性较低,因此婴儿对蛋白质、脂肪的消化吸收能力较差,容易发生消化不良。

(三)婴儿消化系统的保健

1.保护乳牙

(1)注意口腔的清洁卫生:对于新生儿,应当每天用柔软的无菌纱布为其清洁口腔。从婴儿长出第一颗牙齿开始,可使用头小及刷毛较软、较稀的牙刷为其刷牙。

(2)预防龋齿,定期检查:注意要让婴儿少吃甜食,吃甜食后及时漱口或刷牙,并定期带其检查牙齿,一般每半年检查1次,发现龋齿应及时进行治疗。

2.纠正不良习惯　为保证婴儿乳牙的正常发育,防止牙列不齐、牙齿松动或脱落等,应注意不要让婴儿吮吸手指、咬手指甲、咬下嘴唇、咬硬物等。

3.提供恰当的饮食　婴儿消化能力差,因此提供给他们的饮食要容易消化。新生儿的食物最好是母乳或其他乳类食物。添加辅食后,婴儿所吃的食物应以清淡为主,并遵循碎、细、烂、软、嫩的原则,以便消化和吸收。此外,婴儿新陈代谢旺盛,对营养和热量的需求量大,但他们的肠胃功能还不完善,饮食量又不能太大。因此,要注意让婴儿少食多餐,在一日三餐之外可进行两次加餐。

4.培养良好的进餐习惯　良好的进餐习惯有利于婴儿消化系统的正常发育。首先,应教育婴儿餐前洗手,餐后擦嘴、漱口,保持口腔清洁。此外,还要注意做好婴儿的食品、食具等的清洁和消毒,防止病从口入。其次,进餐时应教育婴儿要细嚼慢咽,将食物磨碎,避免增加胃部负担,促进对营养物质的消化和吸收,预防消化不良。再次,婴儿进餐应定时、定量,培养其少吃零食、不挑食的好习惯。最后,应教育婴儿进餐时要保持安静,不说笑打闹,餐前、餐后不进行剧烈运动。

5.培养良好的排便习惯　照料者应帮助婴儿养成定时排便的习惯,不要让其憋便,以防形成习惯性便秘。婴儿在进餐中和进餐后会有明显的排便感,这是因为食物进入胃里,就会反射性地引起肠蠕动加快,将粪便推向直肠及肛门。所以,在喂过奶、吃过饭以后,可留出一些时间训练婴儿排便。此外,要培养婴儿专心排便的习惯,教育其在排便时不能吃东西、玩玩具、看书、听故事等,且排便时间不宜过长,一般5~10 min为宜。

四、婴儿循环系统的特点与保健

(一)人体的循环系统

循环系统是人体新陈代谢的重要系统,它一刻不停地工作,不断地为各器官、组织和细胞输送氧气和营养物质,同时将二氧化碳和代谢废物运送到排泄器官从而排出体外。人体的循环系统包括血液循环系统和淋巴系统。

1. 血液循环系统　血液循环系统是人体循环系统的主要组成部分，包括心脏、血管和血液三部分。

(1)心脏：心脏位于胸腔内两肺间偏左处，形状像个桃子，大小如拳头一般。心脏是血液循环的动力器官，它通过有规律地收缩和舒张，将血液输送至全身。

(2)血管：血管包括动脉、静脉和毛细血管。动脉是血液从心脏流向全身的通道，分布在体内较深的部位。静脉是把身体各部的血液运送回心脏的血管。毛细血管是连通最小的动脉和静脉的血管。

(3)血液：血液存在于心脏和血管中，由血浆和血细胞组成。血浆中90%以上是水分，主要功能是运输血细胞、养料和废物。血细胞分为红细胞、白细胞和血小板3种。红细胞的主要功能是运输氧气和二氧化碳；白细胞能吞噬病菌，起到防御病菌、保护人体的作用；血小板的主要功能是促进止血和加速血液凝固。

2. 淋巴系统　淋巴系统由淋巴管道、淋巴器官、淋巴组织和淋巴液构成(图2-3)。其中，淋巴器官包括淋巴结、脾、胸腺和扁桃体等。

淋巴系统是静脉回流的辅助装置，其主要功能是将全身淋巴液运送至静脉。此外，淋巴结可产生淋巴细胞，对清除体内有害物质和生成抗体等有着重要的作用。

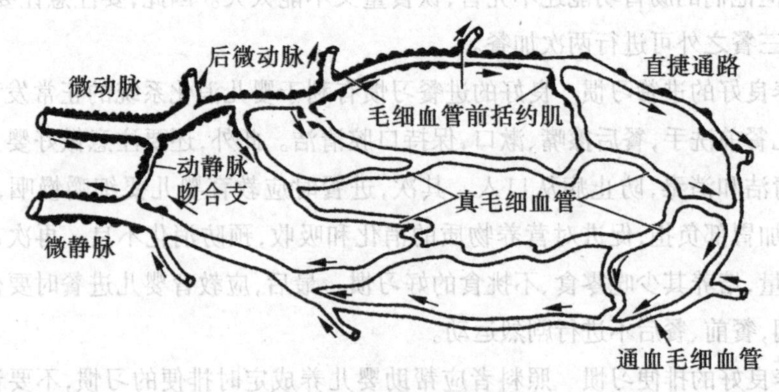

图2-3　微循环组成模式

(二)婴儿循环系统的特点

1. 血液循环系统的特点

(1)心脏的特点　婴儿的心脏发育不完善，每次泵出的血量较少，为了满足机体新陈代谢的需要，只能依靠增加搏动频率来弥补，因此，婴儿的心率较快，且婴儿年龄越小，心率越快。新生儿心率为每分钟120～140次。

此外，由于神经系统发育不完善，调控能力较差，婴儿心率的快慢易受各种因素(如紧张、进食、运动、哭闹、兴奋等)的影响。因此，婴儿常常会出现脉搏节律不规则的现象。

(2)血管的特点　婴儿的动脉血管相对比成人粗，且毛细血管丰富，因而血流量大，可供给身体足够的氧气和营养物质。此外，婴儿的血管比成人短，血液在体内循环一周的耗时较短。

由于婴儿每次泵出的血量较少，而动脉管径较大，且管壁薄、弹性小，血液在血管内流动受到的阻力较小，因而血压（血液在血管中流动时对血管壁所产生的侧压力）较低，且婴儿年龄越小，血压越低。

（3）血液的特点

1）血液量较多：婴儿年龄越小，血液量越多。新生儿血液重量约占体重的10%，婴儿血液重量占体重的8%～10%，而成人血液重量只占体重的6%～8%。

2）血液凝固较慢：婴儿血液中的血浆含水分较多，含凝血物质（纤维蛋白、钙等）较少，因此，婴儿出血时血液凝固得较慢。新生儿出血时，血液凝固需要8～10 min（婴儿需要4～6 min），而成人仅需3～4 min。

3）白细胞吞噬病菌能力较差，易受感染：婴儿血液中，虽然白细胞数量较多，但其吞噬病菌的能力较差，所以婴儿容易感染疾病。

2. 淋巴系统的特点　婴儿淋巴组织发育较快但不成熟，屏障作用较差，局部轻度感染即可引起淋巴结发炎、肿大，甚至化脓。新生儿的淋巴结不易触及，1岁后常可以在幼儿颈下、耳前、腹股沟等处的浅表摸到绿豆至黄豆大的淋巴结，这并非疾病，更无须治疗。青春期后，绝大多数正常的淋巴结会自然缩小。

（三）婴儿循环系统的保健

1. 提供宽松适度的衣服　过紧的衣服会影响血液循环，过松的衣服又会造成行动不便。因此，应为婴儿提供宽松适度的衣服，以保证其血液循环的畅通。

2. 合理安排饮食　婴儿生长发育迅速，血液总量增加较快，因而所需的造血原料（如铁和蛋白质）也相应较多。因此，应多给婴儿提供含铁和蛋白质丰富的食物，如瘦肉、鸡蛋、猪肝、豆制品等，以预防缺铁性贫血。

此外，应控制婴儿对胆固醇及饱和脂肪酸的摄入量，让其多吃少盐清淡的食物，多吃蔬菜、水果，这对预防动脉硬化大有裨益。

3. 合理组织体育锻炼　组织婴儿参加适合其年龄特点的体育锻炼，可使其心肌收缩能力提高，增强心脏功能，促进血液循环。但是，如果婴儿运动量过大，会导致其心率过快且血液泵出量减少，进而出现面色苍白、心悸、恶心、大汗，甚至晕厥等不良现象。因此，应根据婴儿年龄、体质的不同，为其安排不同强度的体育锻炼活动，且不宜让其做剧烈运动。此外，要注意让婴儿运动前做好准备活动，运动后不宜立即喝大量的水，以免过多的水分吸收入血而增加心脏负担。

五、婴儿泌尿系统的特点与保健

(一)人体的泌尿系统

人体在新陈代谢过程中所产生的废物,如二氧化碳、尿素、尿酸、水和无机盐等,需要不断地排出体外。其中,二氧化碳和一部分水通过呼吸系统排出,一部分废物由皮肤排出,而大部分废物则由泌尿系统排出。

泌尿系统包括肾、输尿管、膀胱和尿道,它们的主要功能分别是泌尿、输尿、贮尿和排尿。

(1)肾,是人体主要的泌尿器官,位于腹后脊柱的两侧,左右各一个,形状似蚕豆,与输尿管相通。

(2)输尿管,是一对肌性管道,其主要功能是将尿液由肾向下输送至膀胱。

(3)膀胱,位于盆腔内,是暂时贮存尿液的囊性器官,伸缩性很强。成人的膀胱可贮尿350~500 mL。当尿液在膀胱内贮存达到一定量时,人会产生排尿活动。

(4)尿道,是尿从膀胱排到体外的通道。

(二)婴儿泌尿系统的特点

1. 泌尿器官的特点

(1)肾的特点:婴儿的肾在出生时已具备一定的生理功能,但发育不成熟,吸收和排泄功能较差,需要充足的水分溶解体内代谢废物;浓缩尿液能力不足,水负荷过大时容易出现水肿(图2-4)。

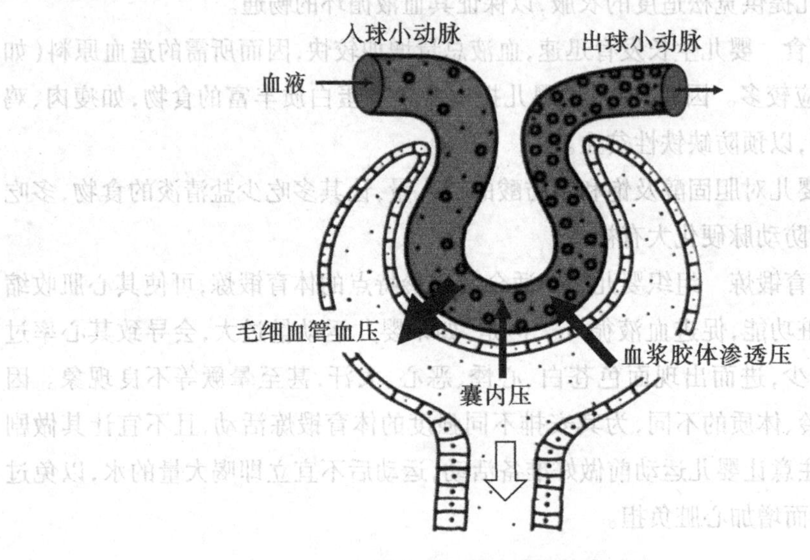

图2-4 肾小球有效滤过压

(2)输尿管的特点:婴儿的输尿管长而弯曲,管壁肌肉和弹性组织发育不完善,容易因受压或扭曲而发生梗阻,从而导致尿流不畅,引发尿路感染。

(3)膀胱的特点:婴儿的膀胱容量较小,且膀胱的肌肉层较薄,弹性组织发育不完善,因此贮尿功能较差,排尿次数较多,且婴儿年龄越小,每天排尿的次数越多。

(4)尿道的特点:婴儿的尿道较短,且生长速度较慢,尿道黏膜柔嫩,容易受伤。女孩尿道外口接近肛门,易受细菌感染,可能引起上行性尿道感染(即细菌经尿道进入体内,引起膀胱、输尿管和肾感染)。男孩尿道相对女孩较长,但常有包茎,尿垢积聚时也易引起上行性尿道感染。

2. 排尿的特点

(1)排尿量逐渐增多,排尿次数逐渐减少:婴儿新陈代谢旺盛,产生的尿液较多,但膀胱容量小,所以排尿次数较多,出生1周后的新生儿每天排尿次数约为25次。随着年龄的增长,婴儿每次的排尿量逐渐增多,每天排尿次数逐渐减少,1岁时每天排尿次数递减至15次左右。

(2)由无约束排尿到有约束排尿:由于婴儿神经系统发育不完善,对排尿的控制能力差,所以不易主动约束排尿,会有尿裤子、尿床等现象。幼儿1岁半以后,能够灵活地完成坐、站、走、蹲、起等动作,且能够用语言表达“要撒尿”的意愿,因此,这一时期可以开始训练其规律如厕。通过良好的训练,3岁的幼儿基本可以自主控制排尿,较少尿床、尿裤子。

(三)婴儿泌尿系统的保健

1. 提供充足的水分　婴儿摄入充足的水分,一方面可以充分溶解体内的代谢废物,使代谢废物及时排出体外;另一方面可以产生大量的尿液,而尿液具有清洁尿道的作用,从而可以减少尿道感染。

2. 培养良好的排尿习惯

(1)应定时提醒婴儿排尿,尤其在组织活动及睡觉之前,但注意不要过于频繁地让婴儿排尿,否则会影响其正常的贮尿功能而引起尿频。

(2)不要让婴儿长时间憋尿,这样不仅影响代谢废物的及时排出,还容易引起尿道感染。

(3)在婴儿具备主动约束排尿的意识和能力后,可对其进行排尿训练,帮助婴儿建立健康、有规律的排尿习惯。

3. 保持卫生、预防感染

(1)婴儿使用的厕所和坐便器应每天消毒,以免病菌传播。

(2)每晚睡前为婴儿清洗会阴部,且要有专用的毛巾、清洁盆等,用后及时消毒。

(3)及时为婴儿更换尿布,且不要让其穿开裆裤。

(4)婴儿便后,用柔软、洁净的手纸从前往后为其擦屁股。

六、婴儿神经系统的特点与保健

(一)人体的神经系统

神经系统是人体生命活动的主要调节机构。人体各系统在神经系统的统一指挥下，调节各器官进行着不同的生理活动。

1. 神经系统的构成　神经系统由中枢神经系统和周围神经系统构成。其中，中枢神经系统包括脑和脊髓，周围神经系统包括脑神经和脊神经。

(1)中枢神经系统

1)脑：位于颅腔内，由大脑、小脑、间脑和脑干构成(图2-5)。①大脑：由左右两个脑半球构成，是调节人体活动的最高级中枢，能够产生感觉、进行思维活动等。大脑的最外层是大脑皮质，大脑皮质有许多沟和回(凹处为沟，凸处为回)，使脑的表面积增加，为复杂的思维活动奠定了生理基础。②小脑：主要功能是调整人在运动时的身体重心，维持平衡并协调肌肉运动。③间脑：主要功能是调节人体对环境刺激的反应。④脑干：主要负责调节呼吸、血液循环、吞咽等。

2)脊髓：位于脊柱的椎管内，主要功能是反射和传导。反射是指对外界刺激做出反应；传导是指把接收到的刺激传送到脑，再把脑发出的命令下达到各个器官。

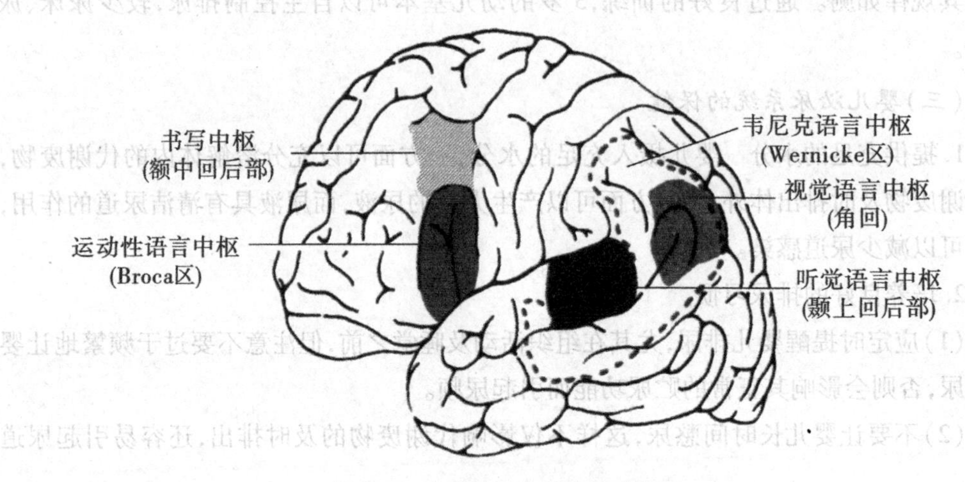

图2-5　人类大脑皮质语言功能区

(2)周围神经系统

1)脑神经：主要分布在头部各器官内，负责接收外界的信息，产生视觉、听觉、嗅觉、味觉等。

2)脊神经：主要分布在躯干和四肢的肌肉中，负责调节躯干和四肢的运动。

3)自主神经：又称植物神经，分为交感神经和副交感神经，成对地分布于内脏，共同协调各内脏的活动。

2. 神经元　神经元又称神经细胞，是神经系统的基本单位。神经元由细胞体和突起两部分构成。其中，突起又分为树突和轴突两种，树突短，轴突（又称神经纤维）细而长。脑和脊髓中的神经纤维外围包有髓鞘，髓鞘有绝缘作用，可防止神经纤维在传导冲动时相互干扰，以保证冲动传递迅速、准确。

3. 神经系统的活动

（1）神经系统的基本活动：神经系统的基本活动方式是反射，分为非条件反射和条件反射。

1）非条件反射，是人生来就具备的能力，是较低级的神经活动方式。

2）条件反射，是指人们在生活中经过一定的学习和训练逐步形成的反射。

（2）神经系统的高级活动：神经系统的高级活动是指大脑皮质的生理活动。总体来说，大脑皮质的活动特性主要有以下几点。

1）优势兴奋：人们学习和工作的效率与相应的大脑皮质区域是否处于“优势兴奋”状态有关。如果人对某件事情感兴趣，就能促使大脑皮质“优势兴奋”状态的形成。因此，在面对感兴趣的事情时，人的注意力比较集中，处理的效率较高；相反，如果对某件事不感兴趣，则注意力很难集中，进而造成效率低下。

2）镶嵌式活动：大脑皮质的各区域都有分工，当人在进行某项活动时，只有相应区域的大脑皮质处于工作状态（即兴奋），与这项活动无关的区域则处于休息状态（即抑制）。人的活动不断转换，大脑皮质的“工作区”与“休息区”也不断轮换。大脑皮质的这种“镶嵌式”活动方式，使大脑皮质的神经元能够有劳有逸，维持高效率。

3）动力定型：人的生活习惯和规律会给大脑皮质一系列的刺激，即多个活动总是按照固定的时间和顺序出现，多次重复后，大脑皮质就会记下这个时间和顺序，每到一定时间，就知道该做什么活动，提前做好准备。

4）保护性抑制：人们无论是从事脑力活动还是体力活动，都需要消耗大脑皮质的能量。当能量消耗到一定限度时，大脑皮质就会转为抑制状态，目的是防止能量进一步损耗，从而保护大脑。

（二）婴儿神经系统的特点

1. 神经系统发育的特点

（1）脑发育迅速：婴儿的脑发育迅速，主要表现为脑重量的增长很快，新生儿的脑重量约为350 g，1岁时可达900 g左右。此外，婴儿的脑组织发育也非常迅速，脑的功能逐渐完善，为其智力的发展提供了生理基础。

（2）脑细胞的耗氧量大：婴儿的脑正处于生长发育的关键期，对氧气的需求量较大。在基础代谢状态下，婴儿脑的耗氧量为全身耗氧量的50%左右，而成人的这个占比仅为20%。因此，在缺氧环境中，婴儿的耐受力远低于成人。

(3)中枢神经系统发育不平衡:婴儿出生时,脑干和脊髓已发育完善,这为婴儿呼吸、消化、循环、排泄等系统的正常活动提供了保证,也保证了新陈代谢的正常进行。而婴儿小脑发育却相对较晚,至1岁左右才开始迅速发育,5岁左右发育成熟。因此,幼儿1岁以前动作不协调,而1岁以后身体的平衡能力和准确性会明显提高。

(4)神经纤维的髓鞘化逐渐完成:婴儿神经纤维外层的髓鞘发育不完善,外界刺激引起的神经冲动传入大脑时速度慢,且易于泛化。因此,婴儿对外来刺激的反应慢,动作也不精确。

(5)自主神经系统发育不完善:婴儿的交感神经兴奋性较强,副交感神经兴奋性较弱,主要表现为心率和呼吸频率较快,但节律性不稳定,胃肠消化能力和食欲易受情绪影响等。

2. 神经活动的特点

(1)条件反射越来越多:婴儿自出生后就不断地"学习"着条件反射。例如,几个月大的婴儿见到奶瓶时就会表现出兴奋。随着年龄的增长,婴儿"学会"的条件反射越来越多,所以这一时期是培养婴儿生活习惯的关键时期。

(2)易兴奋,易疲劳:婴儿神经系统的兴奋过程强于抑制过程,具体表现为好动不好静,容易激动,注意力容易受外界刺激而转移,不易集中。而且,当婴儿处于高度兴奋或注意力高度集中时,很快就会产生疲劳感,且年龄越小,这种表现越突出。

(三)婴儿神经系统的保健

1. 保证生活环境空气新鲜　由于婴儿对缺氧十分敏感,在空气污浊、氧气不足的环境中很快就会出现头晕、全身无力等现象,所以要保证婴儿生活环境的空气新鲜。一方面,婴儿休息和活动的室内要经常通风换气;另一方面,组织婴儿参加户外活动时,要注意避开空气污浊的地方,多去空气新鲜的地方,如树木较多的地方。

2. 提供足够的营养　脑进行生理活动和生长发育需要足够的营养物质(如优质蛋白、脂类、无机盐等)作为支撑,营养不良不仅会给脑的发育带来不良的影响,还会使高级神经活动(如语言、思维、记忆等)受到影响,出现注意力涣散、反应迟钝、语言发展缓慢等现象。婴儿的脑发育十分迅速,因此需要为其提供充足的营养,以保证神经细胞发育的数量及质量,从而促进其脑的发育。

3. 保证充足的睡眠　睡眠可以使神经系统得到充分的休息,减少脑组织的能量消耗,而且睡眠时脑垂体分泌的生长激素多于清醒时的分泌量。所以,充足的睡眠有助于婴儿的生长发育。此外,在保证婴儿睡眠时间充足的同时,还要注重提高其睡眠质量,如营造良好的睡眠环境以延长其深度睡眠的时间等。

4. 开展适当的体育锻炼　适当的体育锻炼可以促进脑的发育,提高神经系统的协调功能,使婴儿的反应更加迅速,动作更加协调。为了使大脑两半球发育平衡,要引导婴儿多动手,且要让其在活动中"左右开弓",如教婴儿用两手做手指操、攀爬等。同时,也应注意让婴儿的动作多样化,尽早教会其使用筷子、串珠子、折纸等。

七、婴儿内分泌系统的特点与保健

(一)人体的内分泌系统

内分泌系统是人体内重要的调节系统,它释放的化学物质被称为激素,激素对人体的生长发育、新陈代谢、免疫功能等发挥着重要作用。人体的内分泌系统由内分泌腺、内分泌组织和内分泌细胞构成。其中,内分泌腺包括垂体、甲状腺、胸腺、肾上腺、胰腺和性腺(男女不同)等。

1. 垂体　垂体位于大脑底部,它能分泌多种激素促进机体的生长发育,并能支配甲状腺、肾上腺和性腺的活动。

2. 甲状腺　甲状腺是人体最大的内分泌腺,位于喉下部和气管两侧,分左右两叶。甲状腺分泌的甲状腺素有调节新陈代谢、兴奋神经系统、促进生长发育的作用,同时也可对软骨骨化、牙齿生长、面部的外形变化和身高增长等产生作用。

3. 胸腺　胸腺位于胸骨的后面,在人出生后两年内迅速发育,此后持续生长发育,至青春期后逐渐退化。胸腺既是内分泌器官,也是淋巴器官,其分泌的胸腺素是周围淋巴器官正常发育和机体产生免疫所必需的物质。

4. 肾上腺　肾上腺由皮质和髓质两部分组成。皮质分泌的激素的主要功能是调节水和电解质平衡,调节糖、蛋白质和脂肪的代谢,调节性器官和第二性征的发育,并增强机体对有害刺激(如过敏、炎症等)的耐受力;髓质分泌的激素与心血管系统、淋巴系统及中枢神经系统的兴奋,内脏平滑肌的松弛,肝糖原的分解及体液平衡等密切相关。

5. 性腺　性腺既是内分泌器官又是生殖器官。男性的性腺是睾丸,能分泌雄激素,促进男性生殖器官和第二性征的发育;女性的性腺是卵巢,能分泌雌激素,促进女性生殖器官和第二性征的发育。

(二)婴儿内分泌系统的特点

1. 垂体分泌的生长激素较多　婴儿时期,垂体功能活跃,分泌的生长激素较多,但分泌量在一昼夜间并不均匀,白天分泌得少,夜间分泌得多。一般来说,婴儿在夜间的睡眠时间越长,生长激素的分泌量就越多,机体的生长发育速度也就越快。

如果婴儿时期生长激素分泌不足,则会导致机体生长发育缓慢,严重者甚至会导致“侏儒症”。患侏儒症的人成年后身高不足 1.3 m,但身体各部分的比例较均匀,且智力大多正常。相反,如果生长激素分泌过多,则会导致机体过度生长,出现“巨人症”。患巨人症的人成年后身高多在 2.0 m 以上,食欲强,肌肉发达,但在衰退期会出现精神不振、乏力等症状。

2. 缺碘极易影响甲状腺功能　婴儿的甲状腺在出生时就已形成,以后持续、稳步发育。碘是合成甲状腺素的主要成分，如果缺碘会导致甲状腺素分泌不足，进而出现两种不良情况：一是人体代谢缓慢，体温偏低，有畏寒现象；二是神经兴奋性降低，反应迟钝，智力低下，并伴有嗜睡症状。

如果母亲在孕期缺碘，会导致胎儿甲状腺发育不全，出生后易患呆小病。呆小病患儿骨骼生长发育缓慢，身材矮小，反应迟钝，智力低下。

3. 胸腺发育不全会影响免疫功能　胸腺与人体的免疫功能有密切关系。婴儿时期，若胸腺发育不全，则会影响机体的免疫功能，以致反复出现呼吸道感染、腹泻等。

4. 性腺发育缓慢　婴儿的性腺在出生后已具雏形，但生长发育缓慢，保持在较幼稚的状态，一般在 12 岁以后才开始迅速发育。

（三）婴儿内分泌系统的保健

1. 保证充足和高质量的睡眠　充足的睡眠有利于内分泌系统发挥正常的生理功能。睡眠时间不足、睡眠质量不好将会影响生长激素的分泌，从而影响婴儿的生长发育。因此，要保障婴儿充足和高质量的睡眠，以使其垂体分泌较多的生长激素，促进其生长发育。

2. 合理安排膳食　要合理安排婴儿的膳食，为其提供合理的营养，以保证其内分泌系统的正常发育及生理活动的正常进行。例如，应为婴儿提供含有各类维生素、微量元素的食物，促进激素的合成与分泌，以保证婴儿生长发育的需要；适时为婴儿补碘，如食用加碘盐、含碘食物等，以免出现由缺碘而导致的疾病。

3. 防止性早熟　性早熟是指女童在 8 岁前，男童在 9 岁前，出现第二性征发育的疾病。随着生活水平的不断提高，性早熟的患病年龄越来越小，甚至出现在婴儿时期。因此，为了预防婴儿性早熟，应注意不要让婴儿滥用营养品、吃含有激素的食品等。此外，应定期为婴儿体检，如发现问题应及早进行矫治。

八、婴儿视听觉器官的特点与保健

（一）人体的视听觉器官

人体能够感知周围事物的变化，与外界环境产生联系，都是通过感觉器官来实现的。感觉器官主要包括视觉器官、听觉器官、嗅觉器官、味觉器官和皮肤感受器等。其中，人们从外界获取的信息中有 70% 来自视觉和听觉。

1. 视觉器官——眼

（1）眼的结构：眼的主要组成部分是眼球，此外还有眼睑、结膜、泪器、眼外肌等附属物。其中，眼球由眼球壁和眼球内容物构成。

1）眼球壁，分为 3 层。最外层是巩膜和角膜，能保护眼球；内层即视网膜，含有感光细胞，能够感受光的强弱及颜色的刺激，并产生反应；中间层分为脉络膜、睫状体、虹膜三

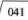

部分。①脉络膜:含有丰富的血管及色素细胞,可为眼球输送营养。②睫状体:可产生房水。③虹膜:含色素,决定眼珠的颜色。虹膜中央有瞳孔,瞳孔可随光线强弱的变化而放大或缩小,进而控制进入眼球的光线。

2)眼球内容物:包括房水、晶状体和玻璃体三部分。①房水:充满晶状体和角膜之间,有营养角膜、晶状体和玻璃体的作用,并可维持眼内压。②晶状体:位于虹膜后方,可折射光线,并通过自身的曲度变化,使物像清晰地落在视网膜上。③玻璃体:可折射光线,并对视网膜和眼球壁起支撑作用。

(2)视觉的形成:物体反射的光线进入眼球,经过房水、晶状体、玻璃体等折射后,在视网膜上形成一个清晰的物像;视网膜上的感光细胞在光的刺激下产生神经冲动,并沿视神经传入大脑皮质,进而产生视觉。

2. 听觉器官——耳

(1)耳的结构:耳由外耳、中耳和内耳三部分构成。

1)外耳:包括耳郭和外耳道两部分。①耳郭:由弹性软骨构成,主要功能是收集声波和确定声源方位。②外耳道:内有皮脂腺,可分泌耵聍黏着灰尘等异物,其主要功能是传递声音。

2)中耳:包括鼓膜、鼓室和听小骨三部分。鼓膜的主要功能是将声波传入鼓室,鼓室和听小骨的主要功能是将声音放大并传向内耳。

3)内耳:包括半规管、前庭和耳蜗三部分。半规管和前庭的主要功能是感受人体头部的位置、人体的各种姿势和运动状态,以维持身体的平衡;耳蜗的主要功能是感受声音。

(2)听觉的形成:外界声波经外耳道传到鼓膜,引起鼓膜的振动;鼓膜的振动引起听小骨的机械振动,将声音放大,并引起耳蜗内气体流动;气体流动使耳蜗内的感受器产生兴奋,并沿听觉神经传入大脑皮质的听觉中枢,进而形成听觉。

(二)婴儿视听觉器官的特点

1. 眼与视觉的特点

(1)眼球的前后径较短,呈生理性远视:婴儿的眼球尚未发育完善,前后径较短,近处物体经折射后形成的物像落在视网膜的后方,呈现生理性远视。随着年龄的增长,眼球逐渐发育完善,前后径逐渐增长而被矫正,一般到5岁左右可转为正视。

(2)晶状体弹性大,可近距离视物:婴儿眼球的晶状体弹性大,调节力较强,使近在眼前的物体也能清晰地成像在视网膜上。所以,即使把书放在距离眼睛很近的地方,婴儿也能看得清楚。但长此以往,容易使睫状肌疲劳,晶状体凸度加大,形成近视。

(3)视觉的发育依赖光的刺激:婴儿时期是视觉发育的敏感期,视觉功能的发育有赖于外界环境中光的刺激。如果光刺激不足,就会影响视觉功能的正常发育,导致视力下降,产生斜视、弱视,甚至视觉丧失。

2. 耳与听觉的特点

(1)外耳道尚未完全骨化,易受损伤:婴儿的外耳道短且窄,外耳道壁尚未完全骨化,皮下组织少,皮肤与软骨膜紧密相贴。若不小心使眼泪、污水等流入婴儿的外耳道,或掏耳朵时用力过大,容易造成外耳道损伤,致使外耳道的皮肤长疖,一旦红肿化脓,会导致耳疼痛,甚至引发听力下降。

(2)咽鼓管短、直,易受感染:婴儿的咽鼓管短且粗,位置平直,因此,鼻咽部的细菌容易经咽鼓管进入中耳,引起中耳炎。此外,由于硬脑膜血管与鼓膜血管相通,中耳的炎症还可能会引起脑膜炎。

(3)耳蜗感受力强,听觉灵敏:婴儿的耳蜗感受力强,对声音比较敏感,故听觉较灵敏。若婴儿经常处于噪声环境中,容易导致听觉迟钝、听力下降。

(三)婴儿视听觉器官的保健

1. 眼的卫生保健

(1)养成良好的用眼习惯:照料者应注意监督和教育婴儿,帮助其养成良好的用眼习惯。

1)写字、绘画、看书、看电视等时,要让婴儿保持正确的姿势和适当的距离。不要让其在走路、乘车、躺卧时看书或看电子屏幕等,以免造成眼疲劳。

2)用眼时间不宜过长,要限制婴儿看书、看电视的时间。集中用眼一段时间后,要让婴儿眺望远方,或进行适当的户外运动,以消除眼疲劳。

(2)注意眼部卫生和安全:照料者应教育婴儿不要用手揉眼睛,不要给其使用他人的毛巾和手帕。此外,还应注意不要让婴儿玩弹弓、小刀、竹签等危险物品,以免眼睛受伤。

(3)注意科学采光:婴儿出生后,应开始接受适宜的光、色刺激,以保证视觉功能的正常发育。应保证婴儿的生活环境自然光充足,自然光不足时,可用白炽灯(一般采用25 W 白炽灯)照明;墙壁、家具等宜用浅色,这样反光效果较好。此外,还应注意不要让婴儿在光线过强或过暗的地方看书、绘画,且光线宜从其左侧射来,以免出现暗影遮光,从而影响视力。

(4)定期测查视力:婴儿时期是视觉发育的关键期,也是矫治视觉缺陷的最佳时期。因此,应定期为婴儿测查视力,以便发现异常,及时矫治。

此外,照料者应注意观察婴儿的日常行为,如果发现婴儿有以下表现,应及时带其到医院检查治疗。①经常眨眼、皱眉、眯眼,眼睛发红、流泪,眼睛怕光,经常用手揉眼。②眼睛的位置异常,如两眼"黑眼珠"不对称、单眼或双眼斜视等。③看东西时喜欢歪着头、偏着脸,喜欢看大一些的文字或图片,经常近距离视物。

2. 耳的卫生保健

(1)防止耳部损伤:外耳道分泌的耵聍具有保护作用,一般可自行脱落,因此不必经常为婴儿清理耵聍,更不要使用尖锐的工具为其掏耳朵,以免损伤外耳道和鼓膜,引起外耳道感染或听力下降。若耵聍较多，发生栓塞，可请医生取出。

(2)预防耳部感染

1)要保持婴儿鼻、咽部的清洁，及时为其清除过多的分泌物，以免鼻、咽部的分泌物通过咽鼓管进入中耳，引起中耳炎。

2)不要让婴儿躺着进食、喝水，为其洗澡、洗头时也要注意，以防水进入外耳道。如果有水灌入婴儿的外耳道，要及时为其清理，以免引起外耳道感染或中耳炎。

(3)保护听力：应尽量让婴儿的生活环境保持安静，减少噪声污染。照料者与婴儿说话的声音，以及电视、音响等视听设备的音量都应适中。在听到震耳的声音时，要及时为婴儿捂住耳朵，并教其张开嘴巴，以防强音震破耳膜，影响听力。

此外，照料者应注意观察婴儿的日常行为，如果发现婴儿有听觉异常的表现，如对突然的或过强的声音不敏感；与人交流时总盯着对方的嘴；听人说话时喜欢侧着头，耳朵对着声源；不爱说话，或发音不清、说话声音很大；经常用手挠耳朵，说耳闷、耳内有响声等，应及时带其到医院检查治疗。

九、婴儿皮肤的特点与保健

(一)人体的皮肤

皮肤是人体最大的器官，覆盖于人体表面，与人体所处的外界环境直接接触，是人体的第一道防线。

1. 皮肤的构成　人体的皮肤主要由表皮、真皮及附属物构成。

(1)表皮：表皮由角质层和生发层构成。其中，角质层位于皮肤最外层，对人体起保护作用。生发层位于角质层下方，含有黑色素细胞，决定人体的肤色，并保护深层皮肤及组织。

(2)真皮：真皮位于表皮下方，由致密结缔组织构成，含有大量的弹性纤维和胶原纤维，使皮肤具有良好的柔韧性和弹性。此外，真皮层布满血管、淋巴管和神经等。

(3)附属物有以下几种。

1)汗腺：遍布于全身皮肤内，能够分泌汗液，具有调节体温、排泄废物等作用。

2)皮脂腺：能够分泌皮脂。皮脂由毛孔排出，具有滋润皮肤、保护毛发等作用。

3)毛发：位于皮肤表面，呈细丝状，能够不断生长。

4)指(趾)甲：是角质层的变形物，能够不断生长，对皮肤具有一定的保护作用。

2. 皮肤的主要功能

(1)感觉功能：皮肤中含有丰富的感觉神经末梢，能感觉冷、痛、热、痒等各种刺激。人体各部位皮肤的感觉功能并不相同。一般来说，人体皮肤感觉最灵敏的部位是腹部，最不灵敏的部位是颈部和背部。

(2)保护机体功能：①皮肤覆盖在人体表面，柔韧而具有弹性，能防御和缓冲外力打击、摩擦和挤压等机械性损伤。②皮肤可以形成某些具有抗菌作用的物质，抑制和杀死细菌。③皮肤中的黑色素可吸收阳光中的紫外线，从而避免紫外线穿透皮肤损伤内部组织。

（3）调节体温功能：体温的相对稳定是维持正常生命活动的重要条件。皮肤具有散热和保温的双重功能，对体温能起到很好的调节作用。当皮肤受到冷刺激时，血管收缩，减少人体热量的散失；当皮肤受到热刺激时，血管舒张，汗液分泌增多，促进人体内热量的散发。

（4）分泌与排泄功能：皮肤附属物能够分泌皮脂和汗液，进而调节和保护皮肤。人体新陈代谢所产生的废物，如水分、无机盐、尿素等都可以随汗液排出。

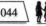

（二）婴儿皮肤的特点

1. 感觉不灵敏　婴儿表皮、真皮的发育均不够完善，对刺激的反应不够灵敏，容易受损伤。

2. 保护功能较差　婴儿皮肤的角质层较薄，皮肤薄嫩，保护功能较差，易受损伤和感染。如果不及时为婴儿清理皮肤上的灰尘、汗液和皮脂等，就容易滋生细菌，引起皮肤感染。例如，在夏季，婴儿皮肤受汗液的刺激易长痱子。

3. 调节体温的能力较差　婴儿皮肤面积相对较大，且内含丰富的毛细血管，流经皮肤的血量比成人多，所以皮肤散发的热量较多。同时，婴儿神经系统对体温的调节还不够稳定，往往不能及时适应外界温度的变化。因此，婴儿皮肤调节体温的能力较差。

4. 渗透性强　婴儿皮肤薄嫩，渗透性很强。有机磷农药、苯、酒精等都可经婴儿的皮肤渗透到体内，引起中毒。因此，应妥善处理和安放有毒物品，不要让婴儿触碰。

5. 排泄功能较好　婴儿新陈代谢旺盛，且汗腺发育较好，因此出汗量较多，排泄功能较好。

（三）婴儿皮肤的保健

1. 保持皮肤的清洁　保护皮肤最重要的方法是保持皮肤的清洁，因此要帮助婴儿形成良好的卫生习惯，如每天为其擦洗身体裸露的部分（手、脸、颈等），定期为其洗头、理发、洗澡，勤为其换尿布、内衣等，这样能够及时清除婴儿皮肤表面的污垢，保证皮肤代谢物的正常排出，避免引起感染。此外，不宜为婴儿化妆、烫发，不给婴儿戴首饰；要定期为婴儿剪指甲，一般每周剪一次手指甲，每两周剪一次脚指甲。

2. 选择合适的衣物　婴儿的尿布及衣物都应质地柔软、吸水性强，以纯棉为好。此外，婴儿平时着装不宜过多，应根据气温和季节的变化，及时为其增减衣服。

3. 避免使用刺激性强的洗护用品　婴儿皮肤柔嫩、渗透性强，因此不宜使用刺激性强的洗护用品，衣物清洁用品也应无毒、无刺激，以免有害物质被吸收或渗透至婴儿体内，对身体造成伤害，甚至引发中毒。此外，在婴儿皮肤上涂抹药物时也应注意药物的浓度和剂量，切不可过量。

4. 坚持户外锻炼　经常组织婴儿参加户外锻炼，使其接受阳光的照射和气温、气流的刺激，这样可以增强婴儿皮肤对冷、热变化的适应能力，改善皮肤的血液循环情况，提高皮肤调节体温的能力，从而增强机体的抵抗力。

十、婴儿期保健措施

促进儿童最优化的体格、运动、认知和社会情绪的全面发展是儿童保健的重点，包括婴儿营养和喂养指导、体格检查、生长和发育监测、疾病预防和免疫接种、预见性指导和健康宣教。婴儿期保健以社区为中心、以家庭为主体。

(一)定期健康检查，监测体格生长和神经心理行为发育

定期健康检查和生长发育监测可以了解婴儿的生长发育与健康状况，早期发现生长迟缓、发育异常、先天缺陷或疾病，从而早期诊断、干预、治疗，这是保护儿童健康成长的重要措施之一。健康检查按照国家《儿童健康检查服务技术规范》实施，此期体检应特别注意有无特殊容貌及畸形、前囟大小、皮肤皮疹、心脏有无杂音、髋关节和外生殖器发育情况，以及四肢活动对称性、肌张力和活动度等。生长监测是对个体儿童的体重、身长进行定期纵向连续的测量与评估的过程。通过生长曲线图的描绘，了解婴儿的生长速度、营养状况及其动态变化，从而帮助鉴别影响婴儿生长的原因，如由于是近期喂养问题或感染性疾病导致体重增加缓慢、体重不增和(或)生长迟缓，还是内分泌因素或先天性疾病导致的持续一致的生长缓慢，帮助指导干预或进一步诊断治疗。

每次健康体检时均应对婴儿进行感觉运动、语言认知和社会情绪的发育监测，通过详细的询问、精确的观察和检查，了解婴儿发育里程碑进展情况；如发育监测可疑，应及时进行标准化的发育筛查，如发育筛查异常，应转诊或采用综合的发育评估工具进行诊断性的发育评估，结合医学检查以明确诊断，根据其发育水平、行为障碍和病因制定综合的干预和治疗方案；如发育筛查未提示异常，则指导父母及其家庭成员在家庭实施对婴儿的早期干预，增加随访频率。对发育监测未发现异常的婴儿，可在关键年龄段定期采用标准化的发育筛查工具进行发育筛查，以便提高发育落后或异常的早期检出率。对诊断为发育障碍/疾病的婴儿实施慢性病管理，提供特殊儿童保健服务，达到早发现、早干预、早治疗，减少残疾发生率、减轻伤残程度，促进儿童发挥最大潜能、最优化发展的目标。

我国《儿童心理保健技术规范》将生长发育监测图、心理行为发育预警征象推荐为发育监测工具。常用的标准化发育筛查有丹佛发育筛查测验(DDST)、贝利婴儿神经发育筛查(BINS)，家长用的婴儿年龄和发育进程筛查问卷(ASQ)。

1 岁内至少检查血常规一次，以便及早发现缺铁性贫血；及时进行听力、视力筛查。

（二）均衡营养和合理喂养

母乳是6月龄以内婴儿最理想的天然食物，除需补充少量的营养增补剂，如维生素D、维生素K以外，纯母乳喂养能满足6月龄以内婴儿所需要的全部液体、能量和营养素。母乳所含的营养物质齐全，各种营养素之间比例合理，含有多种免疫活性物质，非常适合于身体快速生长发育、生理功能尚未完全发育成熟的婴儿，母乳喂养也有利于增进母子感情、促进母体康复，同时，母乳经济、安全又方便，不易发生过敏。应鼓励并指导母亲对6月龄以下的婴儿进行纯母乳喂养。

纯母乳喂养的婴儿应注意补充维生素D(400 IU/d)，早产儿为400～800 IU/d。因种种原因不能纯母乳喂养时，宜首选婴儿配方奶。

指导6～12月龄婴儿的喂养和辅食添加。奶类仍是6～12月龄婴儿营养需要的主要来源，建议每天首先保证600～800 mL的奶量，以保证婴儿正常体格和认知功能的发育，母乳仍是婴儿的首选食品，建议6～12月龄继续母乳喂养；如母乳不能满足需要，可使用较大婴儿配方奶予以补充；不能用母乳喂养的6～12月龄婴儿，建议选择较大婴儿配方奶。

指导父母或养育人及时合理添加辅食（引入固体食物），按照固体食物引入的原则和顺序逐步添加；指导每添加一种新食物时需观察的症状和大便性状，逐渐尝试多种多样的食物；指导养育人如何根据婴儿不同月龄逐步改变固体食物的质地，如从糊状转换成泥末状，再转至碎的食物；指导养育人顺应性喂养，帮助婴儿学习咀嚼和吞咽功能，并培养婴儿良好的进餐规律和进食行为习惯；加强对父母和养育人有关均衡营养和健康食品的知识宣教，膳食无盐、不加调味品；指导饮食卫生。

（三）早期发展促进和预见性指导

指导父母及养育人员了解婴儿各年龄阶段的发育里程碑，按月龄结合婴儿的实际能力鼓励父母与婴儿玩耍和交流，促进婴儿的运动、感知觉、语言和社会交往能力的发展。例如，出生后1个月内可以在婴儿安静觉醒状态，对婴儿说话，并让婴儿追视妈妈的脸；2月龄多让婴儿俯卧，与婴儿说话或用摇铃逗引婴儿抬头；3月龄后可以带婴儿出去看树、花、汽车等，并告诉婴儿这是什么，多逗引婴儿俯卧位肘支撑抬胸等。与婴儿的玩耍和交流可以与一天的日常活动相结合，指导父母及养育人为婴儿提供充满爱心的养育环境，关注婴儿的生理节律和气质性格，及时应答婴儿的各种反应，培养婴儿形成安全的情感依恋，给婴儿提供安全的、可以自由探索和尝试的环境和机会，同时应坚持在与婴儿年龄相当的纪律约束的前提下，对婴儿进行鼓励和支持，并保持一致的指导原则，从而使婴儿的运动、感知觉、语言和社会情绪得到最优化的发展。

指导父母及养育人了解儿童睡眠生理、睡眠卫生及睡眠的发育规律。预见性地指导父母在孩子2～4月龄逐渐形成更规律的睡眠时间表，3月龄以后开始建立昼夜节律和良好的睡眠习惯。建立一个黑暗、凉爽而安静的睡眠环境和固定的就寝日程,如洗澡和睡前催眠曲等安静而愉快的活动,当婴儿迷迷糊糊而未睡着的时候将他放在床上,鼓励婴儿独自入睡,避免养成哄抱或吃奶入睡等不良伴睡条件,6 月龄后逐渐形成连续的整夜睡眠。

(四)疾病防治和伤害预防

营养缺乏性疾病(如营养性缺铁性贫血、维生素 D 缺乏性佝偻病)和感染性疾病(如呼吸道感染、腹泻等)是婴儿期的常见病,影响其生长发育,也是导致该期发病率高、死亡率高的主要原因。在儿童保健常规检查中应定期筛查营养缺乏性疾病,如定期监测体重、身长,筛查血红蛋白,检查骨骼体征等,指导合理喂养、辅食添加和维生素 D、铁剂的补充,尤其纯母乳喂养的婴儿注意补充维生素 D,4 ~6 月龄后注意铁剂补充和(或)富含铁的固体食物引入,预防营养缺乏性疾病的发生;指导父母和养育人对婴儿的护理,包括保持居室通风、空气新鲜,进行户外活动、接受阳光照射;衣服适中并宽松柔软,不去人多嘈杂的环境,预防、减少呼吸道感染的机会;按照辅食添加原则逐步引入各种固体食物并转换食物质地,注意食品卫生,以适应并促进婴儿胃肠道功能的发育和成熟,预防消化不良、消化道感染。一旦筛查发现异常,应及早干预,及早诊断和治疗。

家庭对婴儿的身体虐待、情感和心理虐待或忽视会严重影响婴儿大脑结构和功能的发展,不仅影响婴儿生长发育,婴儿成长后也更容易发生行为问题、犯法和成年期慢性疾病及癌症。应注意环境危险因素的识别,及时提供帮助,保护婴儿成长。提醒父母注意伤害预防,如避免给婴儿进食坚果类食物,以免噎塞或误吸入气道,小物件放在婴儿够不到的地方,床或楼梯口安装防护栏等。

(五)免疫接种

按计划免疫程序定期完成卡介苗和脊髓灰质炎、百白破、麻疹、乙型肝炎等疫苗接种。

(六)健康教育

婴儿健康成长所需要的预见性指导和支持与亲子关系的所有技能有关:包括培养、指导、保护、分享和起模范带头作用。与其他技能一样,这些技能也是通过学习并加以时日来完善的,母亲是婴儿的第一任保健员、教养员。因此,儿童保健工作者要利用多种方式和渠道,如网络、社区健康教育、育儿课堂等,为母亲及其家庭成员提供建议和支持,促进父母积极养育,宣传具有循证依据的育儿知识,包括婴儿的生长发育、合理的膳食营养和喂养、如何促进婴儿的早期发展、常见疾病防治及伤害预防等科学知识,提高父母和家庭成员的育儿技能。健康教育的内容应结合实际,并富有科学性和趣味性,不仅通俗易懂,同时传播科学育儿理念。为父母和家庭遇到的问题和困难提供帮助和支持,从而为婴儿的健康和发展提供最佳的家庭和社会环境。

第四节 幼儿期特点与保健

一、幼儿期特点

自满1周岁至3周岁为幼儿期。此期的特点如下。

(1)体格生长速度较婴儿期缓慢,食物已转换为固体,如果不注意均衡膳食,供给充足的营养,仍易发生体重增长缓慢,甚至营养不良。

(2)神经精神发育较迅速,语言、动作能力和情绪行为明显发展,培养良好的行为习惯非常重要。

(3)活动范围扩大,缺乏对危险事物的识别能力、自身保护意识和能力,容易发生意外伤害和中毒,应注意预防。

(4)活动范围增加,接触感染的机会增多,必须注意预防传染病。

二、幼儿期保健

(一)均衡营养,合理膳食

可继续给予母乳喂养直至2周岁(24月龄)及以上,不能母乳喂养或母乳不足时,需要以配方奶作为母乳的补充。13~24月龄幼儿的能量来自固体食物,母乳喂养的婴幼儿99%的铁来自固体食物。幼儿的膳食必须能供给足够的能量,富含铁和各种营养素,以满足体格生长、神经精神发育和活动增多的需要,同时,应根据幼儿的牙齿发育情况,适时增加细、软、碎、烂的膳食,种类不断丰富,数量不断增加,逐渐向食物的多样化过渡。注意培养良好的进食习惯,提倡顺应喂养,鼓励但不强迫进食。

幼儿的均衡膳食主要应包含乳类(维持在500 mL左右),米、面等碳水化合物类,鱼、肉、禽、蛋类(蛋白质),蔬菜、水果类,不仅要提供足够数量的能量和各种营养素,以满足机体正常的生理需要,还应保持各种营养素之间的互补平衡,以利于营养素的吸收和利用。制备均衡膳食时必须达到下列要求。

(1)质优:膳食中有营养价值较高的各类食品。

(2)量足:能满足机体生长发育需要量的足够进食量和达到供给量标准80%以上的营养素摄入量。

(3)各种营养素之间的比例适当、合理,例如,三大供能食物的正确比例是蛋白质供能占总能量的12%~15%,脂肪占20%~30%,碳水化合物占50%~60%。

(4)尽量减少糖和盐的摄入。

(5)注意饮食卫生和进食安全:保证食材新鲜、安全,食物制作清洁卫生、生熟分开,避免噎食或食物误吸。

幼儿膳食每日以5～6次进餐较好，即一日3次主餐，上午、下午两顿主餐间各安排以奶类、水果和其他稀软面食为内容的点心，晚饭后也可加餐或点心，但睡前应忌甜食，以预防龋齿。一般一日能量的分配大致是：早餐占25%，午餐占35%，晚餐占30%，两次点心共占10%左右。应重视幼儿良好饮食习惯的培养，饮食安排要逐渐做到定时、适量、有规律的进餐，每次进餐时间不超过30 min；鼓励、安排幼儿和全家人同桌进餐；培养孩子集中精力进食，避免其他活动干扰；父母以身作则，以良好的饮食习惯影响幼儿，鼓励幼儿尝试新食物，避免幼儿产生偏食、挑食的不良习惯；创造愉悦、良好的进餐环境，鼓励、引导幼儿使用匙、筷等餐具并自主进餐。

（二）定期健康体检，监测体格生长和心理行为发育

幼儿期继续定期健康体检，监测体格生长和心理行为发育，了解幼儿的营养、体格生长及语言、认知、交流和情绪的发育情况，间隔时间可较婴儿期延长，每半年1次。该期健康检查除测量并评价体格生长外，体检中应注意检查双眼共轭眼球运动，口腔乳牙萌出及其发育情况，神经系统观察运动、语言认知和交流能力。如在健康体检中发现体格生长偏离正常范围、营养缺乏性疾病、肥胖，应纳入营养性疾病管理，予以进一步检查、诊断和指导干预、治疗，增加体检次数，随访监测治疗效果，好转或治愈再予以结案，并继续常规儿童保健管理。如发育监测中发现有运动、语言、交流发育迟缓或障碍可疑，或行为问题，应及时进行标准化的发育筛查，如发育筛查提示异常，应进一步进行综合的发育评估或转诊，结合医学检查评估以明确诊断，制订干预、治疗方案；如发育筛查未提示异常，应提供早期干预指导并增加随访次数。如条件允许，可在18月龄、30月龄时实施定期的标准化发育筛查，提高发育迟缓/障碍的早期识别率。

（三）促进动作、语言、认知和情绪/社会能力的发展

幼儿期神经精神发育较迅速，语言、动作能力和情绪行为明显发展，此期保健应注意促进幼儿动作、语言、认知和情绪/社会能力的发展，同时，培养幼儿良好的行为习惯。

1. 促进幼儿动作发展　幼儿1.0～1.5岁学会走路，独走稳，2岁以后能够并且喜欢跑、跳、爬高。与此同时，手的精细动作也发展起来，能将小丸放入瓶中，并能取出小丸；可以几页几页地翻书；初步学会用玩具做游戏。幼儿开始自己独走时走不稳，头向前，步子显得僵硬，走得很快，常常跌跤，此时，父母和养育人要提供给幼儿安全的活动空间，鼓励幼儿学会掌控自己身体的平衡性和协调性，又要随时注意防止因跌倒而出现意外事故，尽可能和幼儿一起在地板上玩，让幼儿学会重心转移、姿势变换，如蹲下捡玩具，双手抱着玩具走，拖着玩具侧身走、倒退走，攀爬楼梯、扶着栏杆上下楼梯，最后鼓励幼儿独自上下楼梯。为了发展幼儿的跑、跳、攀登等动作协调性，应经常带幼儿到户外去活动，玩小滑梯、平衡木、攀登架等，在保证幼儿安全的前提下，积极鼓励幼儿自主活动，掌握各种

运动技能。

1 ~2 岁幼儿的各种精细动作发展较快,已逐渐学会用手指捏取、戳、旋开盖子等动作,手-眼协调功能发展更加准确,会用小匙把食物送到嘴里,端起杯子喝水,能用积木搭“高塔”,把小丸放进瓶子。2 岁半以后,能拿笔“画画”,学会用小毛巾洗脸。这一时期,应注意指导父母和养育人积极鼓励、引导幼儿的精细动作和手-眼协调能力的发展,示范并鼓励幼儿自己去尝试各种动作,不要剥夺幼儿尝试和自我训练的机会。

2. 促进幼儿语言发展　生后第 2、第 3 年是儿童口语发展的快速进展期,也是语言和言语发展的关键期。此期应指导父母和家庭成员为幼儿提供良好的语言刺激环境,1 岁以前是前语言发育阶段,1 ~3 岁为早期语言发育阶段。1.0 ~1.5 岁开始应用单字,1.5 ~2.0 岁是两字词的发育阶段,幼儿出现句子结构,词汇从几十个发展到 200 多个,每个主题有 2 ~3 种变换性表达,模仿能力增加。此期应指导父母和养育人。

(1)多说:经常结合日常生活中接触的事物,如幼儿活动、游戏、看图片和(或)实物时,多和幼儿说话,以正确的语法、缓慢的语速和清晰的发音与幼儿说话,告诉幼儿物体的名称、用途、颜色、形状、大小等,以扩展幼儿的词汇量,鼓励幼儿模仿发音。

(2)多读书:可以先从一张、两张图片开始,然后过渡到配有很多插图的彩绘本,最终慢慢进入以文字为主的阅读,让幼儿逐渐把看见的图像与听觉语言联系在一起,同时有助于幼儿养成阅读的习惯。

(3)讲故事:挑选一些简单、精致的故事书,用简洁易懂的语言讲给幼儿听,经常讲故事,幼儿能从经典的儿童故事里学会勇敢、诚实、勤劳和爱,同时也可以帮助幼儿获得良好的表达方式。

2 ~3 岁为幼儿语言的 3 ~4 个字句子的发育阶段,词汇量大大扩展。3 岁的幼儿已能说出自己的名字、年龄、性别,认识常用的物体和图片,按 2 ~3 步的指令做事。此时,幼儿说话的积极性很高,但常常用词不当,发音也往往不正确;同时,因想象力快速发展,而大脑中词汇的储存量尚不够,幼儿常常会出现“口吃”,即发首个字词时重复、困难,应指导父母及养育人以鼓励的态度耐心等待、倾听幼儿说话,并放慢说话和做事的速度。如幼儿构音不清或发音不准,应首先肯定幼儿的说话,再以正确的音重复幼儿说的词汇或句子,予以示范,以便于幼儿辨音和模仿。

如怀疑幼儿有语言发育迟缓,或语言理解或表达问题,应接受全面的体格检查、发育测评和听力测试,必要时转诊至发育儿科医师进行深入评估,早期发现、诊断语言发育迟缓(障碍)或听力损害非常重要,通过早期干预和治疗可以避免影响其他方面的学习能力。

3. 促进幼儿认知和社会情绪发展　1 ~2 岁的幼儿开始以不同的方式探索物体(摇动、打击、扔、摔下),已学会找到隐藏的物品,模仿姿势,使用机械玩具;1.5 ~2.0 岁逐渐开始玩假扮性游戏,如和洋娃娃、小动物或人玩过家家;根据形状和颜色将物体分类;2 ~

3 岁完成 3 ~ 4 块组成的拼图游戏；理解数字“1”“2”的概念。1 岁以后认知能力的提高使幼儿的情绪反应更有情境针对性，社会情绪增多。2 ~ 3 岁开始出现自我意识，把自己作为主体来认识，从自己称呼自己的名字变为称自己为“我”，逐渐出现自我评价。此期幼儿表现出对自主性的强烈要求，当他们独立行动的愿望受到大人的限制，而言语表达和控制能力较弱时，就以发脾气来对抗限制，这便是“第一反抗（违拗）期”。

此期要指导家长促进幼儿认知和社会情绪的发展，同时培养幼儿良好的行为习惯和坚强的意志品格。提供幼儿合适的玩具和图书，在此过程中，还要善于结合幼儿的生活，指导他们认识社会和自然界的各种活动，向他们提出一定的任务，引起他们对一类事物进行分析、比较的兴趣，启发并培养他们分出一类事物共同的本质特性，舍弃外部的非本质特性的能力；训练他们正确使用语言（词）进行概括，形成概念。还要经常给他们提出观察的任务，在观察过程中有计划地教幼儿进行分析、综合和比较，提高抽象概括能力。还要多给幼儿讲故事，正确组织幼儿的游戏，特别是创造性的游戏。要指导他们看图书，指导他们玩橡皮泥、画画、做假扮性游戏等。通过各种生动活泼、丰富多彩的形式和内容，促进幼儿语言、思维和社会情绪的发展。

4. 培养良好的行为习惯　如厕训练是该年龄期的发育性技能训练之一。指导父母或养育人了解和理解幼儿的一些行为特征，具体如下。

（1）了解幼儿已准备好如厕训练的发育性征象，如已能理解先后顺序的简单指令，理解因果关系；能模仿成人的行为；能自由走动，自己拉下裤子；并表现对自我身体（如纸尿裤干、湿，便意）的意识。

（2）帮助幼儿掌握这一技能的策略：鼓励幼儿观察父母或其他幼儿的如厕；穿容易脱下拉上的裤子；允许幼儿不脱裤子坐坐便器以便习惯坐便器；鼓励幼儿每天更多使用坐便器；对幼儿的尝试和成功给予肯定和表扬。这一过程可伴随成功和许多反复，不断适应和开始。应让家长有足够的信心和耐心，帮助幼儿掌握这一技能，理解最重要的目标是增强幼儿的自信和自我评价，使幼儿自己承担起控制的责任。

（四）预防接种，加强免疫

1 岁以内预防接种的基础免疫已基本完成，但每种菌苗或疫苗接种后所产生的免疫力只能持续一定的年限，故要根据每种菌苗或疫苗接种后的免疫持续时间，按期进行加强免疫。

（五）疾病防治和传染病管理

幼儿的免疫功能尚未发育完善，而活动范围增加，急性传染病在幼儿期疾病中占重要位置，威胁儿童的健康水平。此期应按照预防为主的卫生方针，积极采取综合措施，做到防治结合，控制传染病流行。

1. 控制传染源　许多传染病在发病早期传染性最强，因而应尽早管理传染源，以防止传染病蔓延。儿童保健管理中,应根据各种传染病的高发季节,宣传该季节预防高发传染性疾病的知识。若发现患儿要早期报告,对发现和报告的病例都要及时进行家庭访视。访视时,应详细询问病史,包括疾病传播途径、可能的传染源、接触史及患儿起病后与之接触的人员等,对患儿进行详细的体格检查和相关实验室检查,及时诊断,指导隔离,并进行治疗。对于在家庭中隔离、治疗的患儿,社区儿科医师要根据病情轻重按期出诊,做到患儿不出门,医药护理送到门,直到患儿痊愈。

做好传染病的登记、报告工作,法定传染病填写传染病报告卡,及时向当地防疫站报告。对与传染病密切接触者应进行登记,积极采取预防措施,并进行医学观察,必要时进行检疫。对家庭中的带菌者或慢性患儿要进行登记管理,督促治疗,至痊愈为止。

2. 阻断传播途径　采取必要措施,阻断病原体从传染源(患儿)至易感人群(儿童)的传播途径。

(1)在疫源地,要指导患儿家庭对患儿的各种排泄物随时进行消毒,其目的是随时、随地迅速消灭从患儿机体中排出的病原体。

(2)注意环境和个人卫生,定期进行清洁消毒。对饮用水和食物要进行卫生监督,保证提供给婴幼儿新鲜、符合食品卫生标准的食物;此外,指导家长和养育人员培养幼儿良好的卫生习惯,如饭前、便后洗手。

3. 管理易感人群　调查易感儿,建立预防接种登记卡,有计划地进行各种预防接种是保护易感儿童的有效措施;对曾经与某种传染病有密切接触史的幼儿也要进行登记,根据具体情况考虑被动免疫和医学观察。

(六)儿童保护和伤害预防

注意识别儿童虐待或忽视等的早期征兆,如父母或养育人的酗酒、赌博,曾有家庭暴力,儿童身上有多处烫伤、刀伤等伤疤,如有这些情况应及时记录、反映,通过社会工作服务及相关机构调查并协助解决问题。

幼儿活动范围扩大,喜欢探索周围世界,但缺乏对危险事物的识别能力和自身保护能力,容易发生意外,要积极预防。对父母及家庭成员进行防范幼儿意外伤害的健康宣教,组织幼儿在固定的、安全的场地玩耍,不要让幼儿脱离成人视线单独行动,以免发生意外。危险物品,如火柴、热水瓶、剪刀、药品等应放在幼儿不能拿到的安全地方,电源应有保护装置或在儿童摸不到的地方。窗户要有插销和栏杆,床栏杆的插销在儿童上床后插好,使用婴幼儿专用的汽车安全座椅。

开展对父母和养育人有关婴幼儿食品卫生的健康知识宣教。婴幼儿食品应新鲜,不提供腐败变质的食物。剩余食物应丢弃或妥善保管,临吃前应加热煮沸,以确保安全。注意餐具消毒,生熟食品分开,夏季应特别注意食品卫生,如凉拌食物,一定要用清水洗净,用开水烫过后再凉拌食用。此外,要经常教育儿童不要随地捡东西放在嘴中,更不要捡野果吃,以防食物中毒。

在农村，指导父母及家庭成员加强农药保管，加强防范意外中毒的意识。农药、化学毒物放在儿童不能拿到的地方。不用时要盖好、封好，放在固定的地方并上锁。喷过农药的农田、菜地、果园要设立明显的标志，在喷后 7 ~ 8 d 严禁儿童入内玩耍。盛装农药的容器(袋、瓶等)不要乱放，更不可将容器用作其他用途。经常教育儿童不要玩弄装过农药的瓶子或其他容器。在冬季要注意预防煤气中毒；在夏、秋季要注意预防溺水。

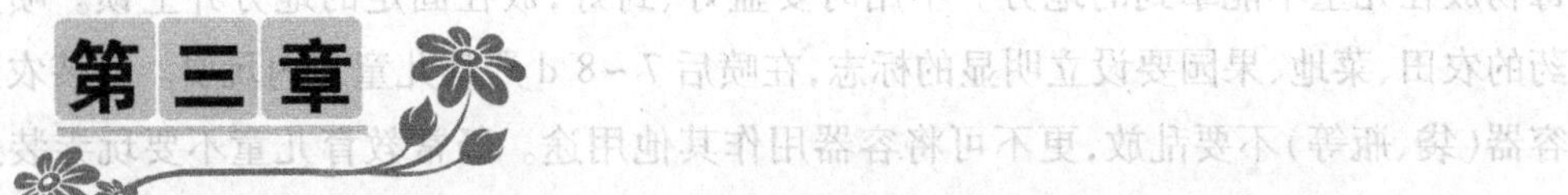

婴幼儿眼、耳、口腔常见问题与保健

第一节　婴幼儿眼及视力常见问题与保健

一、婴幼儿眼及视力问题的症状与处理

(一)眼表感染性疾病的常见体征

1.结膜充血　特点是表层血管充血,穹隆部较为明显,角膜缘方向充血减轻。

2.结膜分泌物　分泌物可为脓性、黏液性和浆液性。

3.乳头增生　在生理状态下,翻转上眼睑后于睑结膜的上缘可见一些大乳头,是结膜炎症的非特异性体征。上睑结膜乳头增生主要见于春季结膜炎和结膜对异物的刺激反应,下睑出现时多见于过敏性结膜炎。

4.球结膜水肿　血管扩张时,渗出液进入到疏松的球结膜下组织,导致结膜水肿,急性过敏性结膜炎、淋球菌或脑膜炎球菌结膜炎、腺病毒结膜炎都有明显的结膜水肿。

5.滤泡　滤泡形成由淋巴细胞反应引起,呈外观光滑、半透明隆起,滤泡散在分布,常发生在上睑结膜和下穹窿结膜,也可见于结膜缘部结膜。

(二)近视

在调节放松状态下,平行光线经眼球屈光系统后,聚焦在视网膜之前,称为近视。近视分为单纯性近视与病理性近视。

1.近视度数分类　轻度近视<-3.00 D,中度近视-3.00 ~ -6.00 D,高度近视>-6.00 D。

2.近视的临床表现　远距离视物模糊,近距离视力好,集合功能相应减弱,使用的集合也相应减少。由于看近时不用或少用调节,所以易引起外隐斜或外斜视。

3.预防与治疗　高度近视除有遗传因素以外,还与个人后天不合理用眼分不开。预防近视的根本措施是写字姿势要端正,眼睛与书本距离在33 cm。避免长时间写字、读书和看电子视频,注意让眼睛得到休息。每天户外活动1 ~ 2 h,把眼睛看向远方,让眼睛放松。

(三)弱视

弱视是视觉发育期内由于异常视觉经验(单眼斜视、高度屈光不正,以及形觉剥夺)引起的单眼或双眼最佳矫正视力下降,眼部检查无器质性病变。

1. 弱视分类　斜视性弱视、屈光参差性弱视、屈光不正性弱视、形觉剥夺性弱视。

2. 弱视分度　轻度,0.6≤矫正视力≤0.8;中度,0.2≤矫正视力≤0.5;重度,矫正视力≤0.1。

3. 预防与治疗　早期发现、早期诊断、早期治疗是至关重要的;建立视觉通道;屈光不正的矫治;"遮盖+精细工作"训练;辅助治疗(红色滤光片、光栅、后像、红光闪烁治疗仪等)。

二、婴幼儿眼及视力保健指导

(一)视觉发育

婴儿满月时进行光照反应检查,以发现眼部结构异常。检查者将手电灯快速移至婴儿眼前照亮瞳孔区,重复多次,两眼分别进行。婴儿出现反射性闭目动作则为正常。

3 个月的婴儿进行瞬目反射检查和红球试验,以评估婴儿的近距离视力和注视能力。瞬目反射检查时,受检者取顺光方向,检查者以手或大物体在受检者眼前快速移动,不接触到受检者,婴儿立刻出现反射性、防御性的眨眼动作则为正常。红球试验时,用直径 5 cm 左右色彩鲜艳的红球在婴儿眼前 20~33 cm 距离缓慢移动,可以重复检查 2~3 次,婴儿出现短暂寻找或追随注视红球的表现则为正常。

视力检查方法有以下几种。

1. 选择性观看法(适用 1.5 岁以前婴幼儿)　见表 3-1。

表 3-1　选择性观看法视力检查表

序号	1	2	3	4	5	6	7	8
视力	0.01	0.15	0.20	0.25	0.30	0.40	0.50	0.60

2. 点状视力表(适用 1.5~3.0 岁幼儿)　见表 3-2。

表 3-2　点状视力表

视标序号	1	2	3	4	5	6	7	8	9
相对视力	0.025	0.05	0.01	0.02	0.25	0.33	0.50	0.66	1.00

3. 字母匹配法(适用3岁幼儿)

(1)正常:任一眼能匹配字母活页本中所有的字母或最小一个字母,表示该眼正常。但是,斜视的儿童即使能匹配所有字母或最小一个字母,仍应到眼科或儿童眼保健科复查。

(2)可疑:任一眼不能匹配字母活页本中最小2个字母(H3、O3)时,表示该眼可疑,应过3个月再复测1次,若未提高应到眼科或儿童眼保健科复查。

(3)低常:任一眼不能匹配字母活页本中标记T4、V4或更大的字母,表示该眼视力低常,应到眼科或儿童眼保健科复查。

4. 视力表检查(适用4岁及以上儿童) 视力表检查是指采用国际标准视力表或对数视力表检查,检测距离5 m,视力表照度为500 Lux,视力表1.0行高度同受检者眼睛高度。检查时,一眼遮挡,但勿压迫眼球,按照先右后左顺序,单眼进行检查。自上而下辨认视标,直到不能辨认的一行时为止,其前一行即可记录为被检者的视力。

(1)正常:3岁视力0.5~0.6,4岁0.6~0.8,5岁0.8~1.0,6岁≥1.0。此外,若视力正常,伴有斜视,仍应到眼科或儿童眼保健科做进一步检查。

(2)低常:3岁视力<0.5,4岁<0.6,5岁<0.8,6岁<1.0,或双眼视力差异≥2行者,建议到眼科或儿童眼保健科做进一步检查。

(3)注意事项:被检者在检查中不偷看、不背表、不眯眼、不揉眼,如觉视力模糊,可允许休息片刻再查;初次检查的儿童,尤其年龄小、对物反应欠佳的儿童应于检查前耐心教会辨认视标的方法,可嘱家长先教;如刚参加完剧烈运动后,不要马上查视力,须先休息,再查;先查右眼,后查左眼,检查一眼时,另一眼可用遮眼匙遮住,遮眼时勿压迫眼球,否则影响视敏度;若用2.5 m距离平面镜反光检查,镜子质量应合格,不变形、不放大或缩小。

(二)眼位检查方法

眼位异常包括单、双眼外斜、内斜、上斜视等。

6月龄婴儿进行视物行为观察和眼位检查(角膜映光加遮盖试验),将手电灯放至婴儿眼正前方33 cm处,吸引婴儿注视光源;用遮眼板分别遮盖婴儿的左、右眼,观察眼球有无水平或上下移动。正常婴儿两眼注视光源时,瞳孔中心各有一反光点,分别遮盖左、右眼时没有明显的眼球移动。

1~3岁幼儿进行眼球运动检查,以评估幼儿有无视力障碍和眼位异常。自幼儿正前方,分别向上、下、左、右慢速移动手电灯。正常幼儿两眼注视光源时,两眼能够同时同方向平稳移动,反光点保持在两眼瞳孔中央。

(三)早期发现,及时就诊

识别婴幼儿常见眼部疾病:婴幼儿若出现眼红、畏光、流泪、分泌物多、瞳孔区发白、眼位偏斜或歪头视物、眼球震颤、不能追视、视物距离过近或眯眼、暗处行走困难等异常情况，应当及时到医院检查。婴幼儿应当定期接受眼病筛查和视力评估。

有条件者从出生即可观察小儿视力发育情况，无条件者从3岁以上（托幼机构可从小班）做起，每半年检查1次，或在每年体检时结合进行。

第二节　婴幼儿耳及听力常见问题与保健

一、婴幼儿常见耳问题的症状与处理

（一）耳聋

耳聋，广义上是指听觉系统的部位出现病变导致的听觉障碍。耳聋按发生时间可分为先天性耳聋和后天性耳聋。先天性耳聋顾名思义就是出生前由于遗传、病毒、药物、缺氧等导致的听力障碍，其可能遗传也可能不遗传。后天性耳聋是出生后由于遗传、药物、炎症、病毒、噪声等导致的听力障碍。按病变部位分可分为传导性耳聋、感觉神经性耳聋、混合性耳聋。传导性耳聋是指传音结构病变导致的耳聋，比如说中耳炎、听骨链缺失。感觉神经性耳聋是耳蜗等感音器官或听觉神经受损导致的，比如因耳蜗毛细胞缺氧导致的耳聋。混合性耳聋指既有传导性耳聋又有感觉神经性耳聋。按照程度来分可分为轻度、中度、中重度、重度和极重度（表3-3）。按照病因来分可大体分为药物性耳聋、噪声性耳聋、遗传性耳聋、创伤性耳聋、感染性耳聋等。

表3-3　耳聋的分级

耳聋分级	平均听阈/dB	交流
轻度	25～40	听低声谈话有困难
中度	41～55	听一般谈话有困难
中重度	41～55	需大声说话才能听清
重度	71～90	需耳旁大声才能听到
极重度	>90	耳旁大声都听不清

注：以纯音测听所得言语频率听阈的平均值为标准，我国法定以500 Hz、1000 Hz、2000 Hz 3个频率为标准。

（二）耳聋的分类

1. 中耳炎症性耳聋　中耳炎是婴幼儿常见的疾病，可分为分泌性中耳炎和化脓性中耳炎。因为婴幼儿咽鼓管短、平、直，致病菌容易通过该途径感染中耳，同时由于婴幼儿免疫力低下，容易感染导致中耳炎。

(1)分泌性中耳炎：一般认为是咽鼓管功能不良、感染及变态反应引起，常伴有腺样体肥大、慢性鼻窦炎、过敏性鼻炎等鼻腔因素。其最主要的症状就是听力下降，耳痛比较轻微，偶有耳鸣，因为婴幼儿不会表达，大多无听力下降的主诉，常常被家长忽略。听力下降儿童常表现为呼之不应、注意力不集中、学习成绩下降、看电视开大声等。听力下降以传导性耳聋为主，如病程较长，可导致鼓室结构粘连、毒素损伤内耳，导致不可逆的混合性耳聋。分泌性中耳炎有自愈的可能性，如观察 3 个月后听力无好转可考虑药物治疗。药物治疗主要包括抗生素、鼻喷激素、减充血剂等。若药物治疗无效，或病程超过 4 个月听力持续下降，或反复发作影响儿童语言发育时，可考虑手术治疗，主要包括鼓膜置管术和腺样体切除术。

(2)急性化脓性中耳炎：是最常见的儿童感染性疾病，往往耳痛剧烈，较大的儿童会说耳痛，小儿常常表现为激惹、烦躁不安、抓耳，容易误诊，等到耳流脓后才发现是中耳炎，常伴发热，当耳流脓后，耳痛和发热反而好转。急性中耳炎如不能及时得到治疗，容易导致鼓膜穿孔等后遗症，或迁延成分泌性中耳炎或慢性中耳炎，影响听力。药物治疗以足量、足疗程的抗生素为主。

(3)慢性中耳炎：指中耳长期慢性炎症和感染，表现为反复耳道流脓、耳痛、鼓膜穿孔、听力下降等。可分为慢性单纯型中耳炎和胆脂瘤型中耳炎。药物治疗以口服抗生素或者抗生素滴耳液滴耳为主，若慢性中耳炎药物治疗无效或者合并胆脂瘤，可考虑手术治疗。

2. 感染性耳聋　病原体感染累及听觉系统可造成耳聋，临床上常见的有流脑病毒、腮腺炎病毒、耳带状疱疹病毒、麻疹病毒、风疹病毒、梅毒、人类免疫缺陷病毒(HIV)等。这些病毒侵害内耳，往往导致感觉神经性耳聋，造成突发性的或者迟发型的耳聋，且往往不可逆。

3. 药物性耳聋　指耳毒性药物导致耳蜗毛细胞损害导致的感觉神经性耳聋。现今发现的耳毒性药物有上百种，主要包括氨基糖苷类抗生素(如庆大霉素)、抗疟疾药(如奎宁)、利尿剂、镇痛药(如阿司匹林)、化疗药(如顺铂)等。并非所有的婴幼儿使用这些药物都会致聋，而是某些敏感个体才会发生。药物性耳聋可通过母系遗传，即如果母亲出现药物性耳聋，其子代均对该药物敏感；如果婴幼儿发生药物性耳聋，其母亲、舅舅、姨妈、外婆、同母兄弟姐妹均对此类药物敏感。其临床表现以耳聋、耳鸣为主，耳聋往往发生在用药 1 ~2 周后，由于婴幼儿不会诉说或者表达不清，极具隐蔽性。药物性耳聋往往呈双侧性和永久性损害，后果严重。

4. 创伤性耳聋　指耳外伤、气压伤、爆震伤等导致的耳聋。婴幼儿发生坠落、摔倒、车祸等时容易出现耳外伤，导致耳郭、鼓膜、中耳、内耳等损伤，从而导致传导性或感觉神经性耳聋。爆震伤在战争年代中常见，炮弹等巨大的声响导致永久性耳聋在炮兵中常见;和平年代婴幼儿最常见的是鞭炮引起的爆震伤,可导致严重的永久性的感觉神经性耳聋。

5. 噪声性耳聋 指长期处于较强的噪声环境下导致的进行性的感觉神经性耳聋。在现代工业社会,噪声暴露非常常见,如建筑工地、汽车噪声、随身听、KTV 等。其进展缓慢且隐蔽,在婴幼儿中往往受到忽略,待发现时,往往已经不可逆转。

(三)外耳湿疹、外耳疖肿、耵聍栓塞

1. 外耳湿疹 外耳湿疹是外耳道皮肤过敏反应,可分为急性和慢性,在婴幼儿中常见。急性外耳湿疹可表现为耳郭腔、耳后沟等处皮肤红肿、小水疱或者有黄色渗出,因为极其痒,婴幼儿常搔抓,耳郭皮肤往往有糜烂,表面可被覆黄色痂皮。慢性湿疹除瘙痒外,还存在外耳皮肤增厚、粗糙、结痂等,耳道内痂皮多,可堵塞外耳道。因外耳湿疹极其痒,特别是晚上,可影响婴幼儿睡眠。外耳湿疹严重时,累及鼓膜,或湿疹并发感染导致外耳道肿胀,或外耳道渗出较多,均可导致听力减退。治疗上以找到变应原、避开变应原和对症处理为主。药物治疗可短期在患处涂抹氧化锌软膏、糠酸莫米松乳膏等。

2. 外耳疖肿 外耳疖肿是外耳道软骨部皮肤的局限性化脓性炎症,在婴幼儿中较常见,往往是因为外耳道湿疹时婴幼儿搔抓皮肤被葡萄球菌等细菌感染所致。表现为剧烈的耳痛,婴幼儿拒碰其耳道,或者碰到耳朵后哭闹。因咀嚼时耳痛明显,故影响其进食。检查可见耳道局限性红肿,触痛和牵拉耳郭痛反应明显。疖肿破溃耳道流出脓血,疼痛反而减轻。如疖肿较大或出现多发疖肿,或疖肿破溃脓液较多时,可导致外耳道堵塞影响听力。处理上早期可用抗生素治疗,疖肿成熟后可切开引流,疖肿自行破溃者可用 4% 硼酸酒精清洁耳道。

3. 耵聍栓塞 耵聍栓塞系耳科门诊常见病,在婴幼儿中多见。外耳道耵聍少时,多无症状,少数可表现为耳痒。完全堵塞后可产生耳阻塞感,听力下降,刺激鼓膜可有耳鸣、眩晕。婴幼儿游泳或者洗澡进水,可致耵聍膨胀,导致突发听力下降和耳胀痛。检查可见外耳道褐色团块样物,质硬,继发感染可出现外耳道红肿。取耵聍可根据具体情况采用耳镊取出、耵聍钩勾出、耳道冲洗法、吸引器吸引法等。如继发感染可以口服抗生素或者使用抗生素滴耳液滴耳治疗。

(四)外耳道异物

外耳道异物多见于小儿,因小儿喜将小物塞入耳内,或者由于小昆虫等飞入或爬入外耳道所致。一般可分为动物性异物,如昆虫;植物性异物,如豆子、谷物等;非生物性异物,如纸巾、塑料玩具等。非生物性异物一般无症状,难以被家长察觉;动物性异物因其在耳道内爬行,甚至刺穿鼓膜,引起耳痒、耳痛;植物性的异物因遇水可膨胀,可在耳道进水后出现耳痛。家长如果发现婴幼儿耳道异物尽量前往医院处理,如发生动物性异物入耳道须先紧急处理,可往耳道内滴入植物油,限制其行动或者将其淹死后赴急诊医院,将异物取出。

(五)耳外伤

婴幼儿发生坠落、摔倒、车祸等时容易出现耳外伤,在农村由鞭炮引起的爆震伤也较常见。耳外伤根据部位可分为耳郭外伤、鼓膜和中耳外伤,以及内耳外伤。耳郭外伤可出现耳郭血肿、缺损和耳郭的离断,主要影响外观。鼓膜和中耳外伤可导致耳痒、耳痛、听力下降等,引起传导性耳聋。内耳外伤在儿童最常见的就是鞭炮引起的爆震伤,可导致严重的永久性的感觉神经性耳聋。

二、婴幼儿耳及听力保健指导

耳聋,特别是感觉神经性耳聋,往往"无药可治",因此重在预防。有研究发现,影响最终语言能力的唯一相关因素是听力障碍发现的时间,而不是听力损害的程度。换句话说,不管听力损害的程度是轻度还是重度,只要在6月龄前被发现,且患儿的认知能力正常,经过干预后,患儿的语言能力基本上能达到正常水平。因此,早期发现婴幼儿听力的问题,进行早诊断、早治疗极其重要。

(一)婴幼儿耳及听力问题的早期表现

1. 听觉反应迟钝　睡觉时异常安静,很少被大声吵醒,往往提示婴幼儿耳聋较严重;叫名字不回头次数较多,对大声有反应,对小声不理会,很可能有轻中度耳聋;对拍手、关门声有反应,对铃声不敏感,可能高频听力有问题;听声音时习惯将头转向一侧,可能单侧听力有问题。

2. 言语发育迟缓　10个月仍不会发"baba""mama"等声音;1岁半时仍不会说1~2个有意义的词;2岁左右只会说1~2个词,如"爸""奶";某些音发不准,如"3""4""7""10"等;只会重复别人的话,不理解别人说的话。

3. 日常行为及交流　平时性格暴躁,不听指挥;平时较为孤独,不愿交流;别人和他说话,他不看别人;注意力不集中,常常答非所问;反问较多,常把电视音量放大;唱歌或做操时,常合不上节拍。

如果发现婴幼儿存在以上的3类情况,须尽快去医院检查听力。

(二)新生儿听力筛查和儿童听力筛查

实际上,仅仅靠家长的观察,几乎不能在1岁内发现婴儿的听力障碍,多数到了2~3岁仍不会说话时,才引起注意,然而这时候已错过干预的最佳时机。因此,我们需要靠仪器进行客观的筛查才能够更早地发现婴幼儿听力问题。2004年《新生儿疾病筛查技术规范》把新生儿听力筛查列为新生儿疾病筛查的常规项目。经过近10年筛查工作开展,我们发现新生儿听力筛查是实现早期发现新生儿听力障碍的客观、有效的方法。

新生儿听力筛查指用听力设备,在新生儿出生后自然睡眠或安静的状态下进行的客观、快速和无创的检查。在新生儿出生后3～5 d住院期间进行初筛，如果未通过，在出生42 d内对婴儿进行复筛。如果属于听力损失高危儿如重症监护病房患儿，即使通过初筛，也需要继续在42 d、3个月、6个月进行听力复筛，随访至3岁。听力复筛未通过的婴幼儿需要进一步检查，确定有无听力损失、听力损失程度、听力损失的原因。存在听力问题的婴幼儿要尽早进行治疗，6个月内治疗效果最好。

然而，新生儿听力筛查也有其局限性，一方面是由于任何一项听力筛查技术都有假阴性，会漏诊部分耳聋儿童，另外更重要的一方面是因为迟发性耳聋。所谓的迟发性耳聋是指出生时听力是正常的，随着时间的推移，患儿的听力突然下降或者逐渐下降，在我国婴幼儿中此类耳聋发病率约0.75%，占儿童期耳聋总发病率的1/4。因此，国家为了让这类儿童能够得到早期发现、早期诊断和早期干预，在2013年发布了《0～6岁儿童耳及听力保健技术规范》。

第三节　婴幼儿口腔常见问题与保健

一、龋病

（一）龋病病因四联因素理论

1. 细菌　口腔中的主要致龋病细菌是变异链球菌，其次是某些乳杆菌和放线菌属。

2. 食物　糖的致龋作用与其种类、摄入量和摄入频率有关，蔗糖的致龋作用较强。

3. 宿主　它是指对龋病的易感程度，如唾液的流速、流量、成分，牙的形态与结构，全身状况等。

4. 时间　龋病发病的每个过程都需要一定时间。

（二）乳牙龋病的危害

龋齿对于婴幼儿的危害超过成人，既影响局部也影响全身。

1. 局部危害　它会影响咀嚼功能，长时间偏侧咀嚼习惯导致面部发育不对称；牙齿咀嚼酸痛；根尖周炎影响替换恒牙；牙胚釉质发育不良，如特纳牙；残根、残冠导致口腔黏膜慢性创伤性溃疡；牙合关系紊乱等。

2. 全身危害　咀嚼功能降低影响婴幼儿营养摄入从而影响颌面部和全身的生长发育；影响正确发音；影响美观；全身性疾病，如风湿性关节炎、蛛网膜炎、肾炎等；龋齿疼痛影响婴幼儿学习、睡眠等。

二、口腔健康保健

（一）口腔健康的内涵

1981 年，世界卫生组织制定了口腔健康标准：牙齿清洁、无龋洞、无疼痛感、牙龈颜色正常、无出血现象。我国于 1988 年起将每年的 9 月 20 日定为“全国爱牙日”。

（二）如何加强和做好口腔健康保健

要坚持以“预防为主，治疗为辅，防治结合”的总原则，加强临床与保健相结合，个体保健与群众保健相结合及社区保健与基层保健相结合的工作方针，做好三级预防。

1. 一级预防（病因预防） 主要针对致病因子和提高牙齿抵抗力所采取的一切措施（如幼教老师、幼儿及其家长口腔健康教育，正确有效地刷牙，全身与局部应用氟化物，窝沟封闭等）。

2. 二级预防（“三早”预防） 早发现、早诊断、早治疗。

（1）普查或定期口腔检查。

（2）通过口腔健康教育将疾病防治的基本知识教会群众，提高群众自我识别及保健的能力，如牙龈出血提示牙龈炎，牙周溢脓提示牙周病。

3. 三级预防 对症治疗、防止牙齿丧失和恢复口腔功能的措施。

总之，应根据各年龄阶段的特点，采取相应的口腔健康保健措施。

（三）婴幼儿口腔健康保健

婴幼儿口腔健康保健是贯彻“预防为主”方针最重要的一环。

1. 家庭口腔保健

（1）0 ~ 1 岁婴儿：①进食后要给孩子喂些温开水；②哺乳后，每天晚上由母亲或保育员用右手示指缠上消毒纱布，放入儿童口腔擦洗，揉搓牙齿、牙龈和腭部等；③不要让儿童含奶瓶睡觉，否则易患“奶瓶龋”；④1 岁以后停止使用奶瓶，并适当添加稍硬辅食，刺激颌骨发育。

（2）1 ~ 3 岁幼儿：①儿童口腔小，且注意力集中的时间短，口腔医师应指导父母教会和帮助儿童刷牙，母子两人可采用膝对膝法或喂奶斜抱式清洁儿童牙齿和按摩牙齿（选用硅橡胶制成的指套式牙刷或软毛小头的尼龙牙刷）；②慎用含氟牙膏，儿童 3 岁前吞咽功能尚不太完善，儿童易误吞—可导致氟中毒（如氟骨症、氟斑牙等）；③纠正口腔不良习惯，如吮指、咬唇、吐舌等，以防止牙颌畸形（如乳前牙反牙合等）。

2. 幼儿园口腔保健

（1）做好口腔健康教育工作：举办培训班，对幼儿园教师进行培训，使其掌握口腔预防保健的基本知识（如乳牙的生长发育、乳牙保健的重要性、龋病的症状及预防、正确的刷牙方法等）。

(2)做好儿童口腔保健工作:开展群体预防保健,幼儿园教师应积极与口腔医师联系配合,定期对儿童进行口腔检查(每半年1次或每年1次),开展刷牙,氟滴、氟奶、局部涂氟(如氟保护漆、氟化泡沫、含氟窝沟封闭)等预防措施。

(3)培养儿童良好的口腔卫生及饮食习惯:培养儿童学会正确地刷牙与餐后漱口,并教育儿童少吃或不吃零食、甜食,尤其是睡前,应多吃蔬菜、五谷杂粮等含纤维多的食品。

(4)家园配合保健:幼儿园应与家长配合共同促进儿童口腔健康,早发现,有病应及时治疗。

(5)预防前牙外伤:儿童正处于身体、生理、心理生长发育阶段,心智发育尚不健全,易发生外伤事故,应预防牙外伤,尤其是前牙。

3. 合理营养,建立良好的饮食习惯　母乳是婴儿最好的天然食品,因母乳喂养关系到儿童颌面的生长发育,应注意哺乳姿势(婴儿体位过低,下颌易前伸,前牙反牙合,俗称"地包天";体位过高,上颌下压,前牙开牙合,腭部高拱)。

牛乳、人工喂养应注意添加的蔗糖含量(一般为5%);牛乳中钙磷比例不当,不利钙的吸收,应适当补钙。

婴儿5~6月龄起应补充各种半固体食物,满足婴儿生长需要,培养锻炼婴儿咀嚼能力,为断乳做准备,并促进颌骨发育和建立良好的饮食习惯(添加辅食应遵循从一种到多种,从少量逐渐增多的原则)。

(四)正确有效地刷牙

1. 刷牙的作用和意义

(1)正确地刷牙,可去除口腔菌斑和软垢,预防龋病。

(2)牙刷的按摩作用:增进牙龈组织的血液循环和上皮组织的角化程度,有助于增强牙周组织对局部刺激的防御能力,维护牙龈健康。

(3)不正确地刷牙(如拉锯式横刷法)既达不到清洁牙齿的目的,还可能造成牙龈损伤退缩,牙槽骨吸收或牙体楔状缺损。

2. 正确的刷牙方法

(1)基本原则:简便易掌握,清洁牙齿效果好,不损伤牙体和牙周组织。

1)水平颤动法(Bass刷牙法)。唇舌面:刷毛与牙面成45°,刷毛指向牙龈方向,使刷毛进入龈沟和邻间区,部分刷毛压于龈缘上作前后向短距离水平颤动。㗊面:刷毛紧压牙面,使刷毛端深入裂沟区做短距离的前后向颤动。

2)旋转刷牙法(Roll刷牙法)。唇(颊)舌面:刷毛置于牙槽黏膜上,刷毛与牙面长轴成45°,将牙刷由牙龈向冠方转动(上牙:由上往下;下牙:由下往上)。㗊面:将刷毛置于㗊面以水平方向前后擦洗。

3)竖刷法:就是将刷毛尖端放在牙龈和牙冠交界处,顺着牙齿的方向稍微加压,上牙向下刷,下牙向上刷,牙的内外面和咬合面都要刷到。在同一部位要反复刷数次。这种方法可以有效控制菌斑及软垢,并能刺激牙龈,使牙龈外形保持正常。

(2)刷牙的次数、时间。早、晚各1次,每个部位重复8~10次(饭后漱口)2~3 min/次。

3. 牙刷的选择与种类

(1)牙刷的选择

1)刷头要适合口腔的大小,刷毛须磨毛,末端呈圆钝状,软硬度适宜(儿童、老年人、牙周病患者选刷毛较软的牙刷)。

2)刷毛宜选用优质的尼龙丝:直径为0.18~0.20 mm,细软,吸水性差,回弹性好,耐磨性强,可进入牙齿的邻间隙及龈沟,清除邻面及龈下菌斑(猪鬃刷毛易藏细菌且易分叉,不宜采用)。

(2)几种特殊的牙刷

1)刷柄颈部略弯,使刷毛达到后牙远中面。

2)戴固定矫正器者:刷毛的毛面呈"V"形或"U"形,使刷毛分跨于基托和钢丝的两侧,V形底的刷毛短而较坚硬,能更有效地去除基托和钢丝上的菌斑,两侧的刷毛较长软,用于清洁牙齿表面及按摩牙龈。

3)戴固定桥者:单束毛牙刷,刷洗牙间区。

4)生活不能自理弱智儿童或手功能障碍,需别人帮助刷牙者:电动牙刷。

(3)有3种刷洗动作:①60°的旋转;②前后水平运动;③前后水平方向颤动。

4. 牙刷的保护

(1)牙刷用后要彻底洗涤,尽量甩掉刷毛上的水分,将刷头向上放入漱口杯中,置于干燥通风处(潮湿的刷毛易滋生细菌)。

(2)每隔一段时间,可用40%甲醛溶液熏蒸消毒。

(3)尼龙丝受高温易变形、变曲,因此不宜在高温中洗涤,更不能用煮沸法消毒。

(4)每季度应更换1次或发现刷毛弯曲分叉应及时更换,否则不但达不到清洁作用,反而会造成牙龈损伤。

三、口腔常见疾病的诊治

(一)乳牙早萌

它有两种早萌现象,一种叫诞生牙(婴儿出生时口腔内已萌出的牙齿),一种叫新生牙(出生后30 d内萌出的牙齿)。

1. 病因　它可能由于牙胚距口腔黏膜很近,也可能与种族特性有关。

2. 临床表现　多见于下颌中切牙,多数是正常牙,少数为多生牙,常成对发生;牙冠形态基本正常,但牙釉质、牙本质菲薄,且矿化不良,牙根尚未发育或根发育很少,且只与黏骨膜连接而无牙槽骨支持,故牙齿松动影响吸奶或极度松动易自行脱落误吸入呼吸道导致危险。

3. 治疗　早萌乳牙极度松动有移位和误吸的危险，应及时拔除，拔牙后应仔细搔刮拔牙窝，以去除牙源性的细胞残余；若早萌乳牙松动不明显可保留观察。

（二）急性假膜型念珠菌口炎

急性假膜型念珠菌口炎又称“鹅口疮”或“雪口”。

1. 病因　病原菌为白念珠菌，多发于新生儿和6个月以内的婴儿。

2. 临床表现　它好发于唇、舌、颊、软硬腭等黏膜，受损黏膜充血、水肿，散在凝乳状斑点，渐进融合成色白微凸的片状假膜，假膜与黏膜粘连不易擦去，全身反应多不明显，表现出拒食、啼哭不安等。

3. 治疗　用1% ~2%碳酸氢钠溶液轻轻擦洗以抑制念珠菌生长繁殖；局部涂布制霉菌素混悬液，每2 ~3 h局部涂1次；重症患儿口服克霉唑20 ~60 mg/(kg · d)分3次服；提醒家长注意口腔卫生及食具消毒；母乳喂养者应用碳酸氢钠溶液清洗乳头，及时换洗内衣。

（三）手足口病

1. 病因　该病最常见的病原微生物是柯萨奇A16型病毒与肠道病毒71型，多发于3岁以下的幼儿，夏、秋季最易流行。

2. 临床表现　该病前驱症状为低热、困倦、淋巴结肿大，口咽部疼痛，第二天出现皮疹，呈离心性分布，多见于手指、足趾背面及指（趾）甲周围，也可见于手掌、足底、会阴及臀部。玫红色丘疹，1 d后形成半透明的小水疱，2 ~4 d吸收干燥，呈深褐色薄痂，脱落后无瘢痕。口腔黏膜出现散在的水疱、丘疹或斑疹，直径2 ~10 mm，数量不等，小水疱极易破溃成溃疡，上覆灰黄色假膜，周围黏膜充血红肿。幼儿常有流口水、拒食、烦躁等症状，病程一般为5 ~7 d。

3. 治疗　该病对症和抗病毒治疗；淡盐水或0.1%氯己定溶液漱口，局部外涂溃疡糊剂；口服维生素B_1、维生素B_2及维生素C等；密切观察患儿的全身状况。

第四章

婴幼儿意外伤害与安全管理

伤害已经成为世界范围内儿童死亡和残疾的首要原因。对于婴幼儿而言，主要是意外伤害(或称为非故意伤害)。国际上的伤害预防理论认为“伤害”都是可以预防的，没有“意外”之说，本章仍保留国内常用的“意外伤害”说法，也区别于“故意伤害”。21 世纪以来，由于我国婴幼儿意外伤害流行病学调查及干预工作的开展，使得婴幼儿伤害的死亡率有明显下降，虽然 0 ~4 岁儿童意外伤害死亡率也呈下降趋势，但意外伤害死亡率下降幅度小于其他疾病死亡率的下降幅度，而且道路交通伤害的死亡率反而有上升趋势。按年龄分层可以发现，0 岁组儿童伤害死亡率远高于其他年龄组的儿童，提示了儿童安全管理的重点领域。

第一节　婴幼儿伤害概述

有 95% 以上的儿童伤害死亡发生在中、低收入的国家。虽然高收入国家的儿童伤害死亡率远低于中低收入国家，但是伤害依然是高收入国家儿童主要的死亡原因，约占儿童死亡的 40%。排列在前几位的伤害死亡原因有道路交通伤害、溺水、烧烫伤、跌落和中毒。

一、伤害的基本概念

《世界预防儿童伤害报告》从能量转移角度，将伤害定义为“当人体突然遭受超过其生理耐受阈值的力量总和所导致的身体损伤；或由于缺乏一种或多种重要的生命元素，例如缺氧而导致的后果”。参照上述定义，我国在《中国儿童伤害报告》中采取的伤害定义是“由于机械能、热能、电能、化学能及电离辐射等物质以超过机体总耐受程度的量或速率急性作用于机体所致的急性损伤，也包括在某种情况下(如溺水和冻伤)，由于氧气或热能等生命基本物质缺乏所导致的急性损伤”。

在我国，2010 年中华预防医学会伤害预防与控制分会通过了关于伤害界定标准的决议。根据这决议，“经医疗单位诊断为某一类损伤或因损伤请假(休工、休学、休息)一日以上”为伤害的标准。目前通常采纳这一操作性定义。

二、伤害的分类

根据专家意见，儿童伤害可分为“故意伤害”和“意外伤害”，围绕意外伤害，参照国际疾病分类，进一步具体分为道路交通伤害、溺水、烧烫伤、跌落、中毒以及其他意外伤害。

（一）道路交通伤害

因发生道路交通事故所造成的致命性或是非致命性的伤害。其中，道路交通事故是指发生在公共道路上，至少牵涉一辆行进车辆的碰撞或事件，可能导致伤害，也可能不会导致伤害。

（二）溺水

液体进入气道，导致儿童呼吸困难，其结果包括死亡，不同程度的伤残及无伤残，溺水是一个因液体进入气道而导致呼吸损伤的过程。

（三）烧烫伤

热辐射导致的对皮肤或其他机体组织的损伤。当皮肤或其他组织的部分或全部细胞被热的液体（烫伤）、热的固体（接触烧伤）或火焰（火焰伤）损害时就发生了烧烫伤。因辐射、放射、电流、摩擦或接触化学物质而导致的发生于皮肤或其他机体组织的损伤也属于烧烫伤。

（四）跌落

导致儿童跌倒在地面、地板或其他较低平面上的伤害事件。

（五）中毒

因暴露于一种外源性物质造成细胞损伤或死亡而导致的伤害。毒物可被吸入、摄取、注射或吸收。

（六）其他意外伤害

窒息、闷死、梗死、动物咬伤、低温、高温和自然灾害等伤害。

三、婴幼儿伤害的流行情况

（一）世界婴幼儿伤害流行病学状况

伤害是全球儿童死亡的重要原因，其主要死亡原因有道路交通伤害和溺水，同时也是亚洲儿童死亡的主要原因。2008 年世界卫生组织预测，在 2030 年之前，与伤害相关的疾病负担，尤其是交通伤害将会不断上升。

据 WHO 和 UNICEF 于 2008 年发布的《儿童伤害预防全球报告》，全球每年有超过

83万名儿童因伤害而死亡，其中95%以上的儿童伤害死亡发生在中低收入的国家。根据《世界卫生组织全球疾病负担》显示，高收入国家的儿童伤害死亡率远低于中低收入国家。虽然儿童总体的死亡率较低，但在高收入国家，伤害依然是儿童主要的死亡原因，约占儿童死亡的40%。总体而言，1岁之后伤害造成的死亡率明显增加，排列在前几位的伤害死亡原因有道路交通伤害、溺水、烧烫伤、跌落和中毒。

（二）我国婴幼儿意外伤害死亡率与死因构成

21世纪以来，由于我国儿童意外伤害流行病学调查及干预工作的开展，使得儿童伤害的死亡率有明显下降。根据《中国死因监测数据集》资料可知，1991年全国0～4岁儿童意外伤害死亡率为860.3/10万，2000年之后，虽然儿童死亡率下降，0～4岁儿童意外伤害死亡率也呈下降趋势，但意外伤害死亡率下降幅度小于其他疾病死亡率的下降幅度，通过比较可以发现道路交通伤害的死亡率反而有上升趋势。

从年龄看，不同年龄段儿童意外伤害类型也有区别。2015年，我国1～4岁年龄组儿童意外伤害的主要原因有溺水、道路交通伤害、跌落、中毒和烧烫伤。无论哪个年龄段，导致死亡最多的意外伤害类型都是溺水和道路交通伤害。0岁组儿童总死亡人数中伤害并不是该年龄段的主要死亡原因，仅占7.04%，远低于围生期疾病、先天异常和呼吸系统疾病等造成的死亡，但是0岁组儿童伤害死亡率远高于其他年龄组的儿童（表4-1、表4-2）。

表4-1 2015年全国疾病监测系统城乡别、年龄别三大类疾病死亡率和死因构成比

区域	死亡原因	死亡率（1/10万）		死因构成比/%	
		0岁	1～4岁	0岁	1～4岁
城乡	传染病、母婴疾病和营养缺乏性疾病	241.84	6.72	60.47	15.40
	慢性病	121.14	15.54	30.29	35.57
	伤害	28.17	20.26	7.04	46.38
	其他疾病	8.81	1.16	2.20	2.65
	合计	399.96	43.68	100.00	100.00
城市	传染病、母婴疾病和营养缺乏性疾病	255.58	4.73	58.02	12.32
	慢性病	151.55	16.40	34.40	42.67
	伤害	25.75	16.53	5.85	43.02
	其他疾病	7.65	0.77	1.74	1.99
	合计	440.54	38.43	100.00	100.00

续表 4–1

区域	死亡原因	死亡率(1/10 万)		死因构成比/%	
		0 岁	1～4 岁	0 岁	1～4 岁
农村	传染病、母婴疾病和营养缺乏性疾病	237.45	7.40	61.36	16.28
	慢性病	111.41	15.24	28.79	33.53
	伤害	28.95	21.55	7.48	4735
	其他疾病	9.18	1.29	2.37	2.84
	合计	386.98	45.46	100.00	100.00

表 4–2　2015 年全国疾病监测系统年龄别人群主要伤害死因顺位、死亡率及构成比(1/10 万)

死因顺位	0 岁			1～4 岁		
	疾病	死亡率/%	构成比/%	疾病	死亡率/%	构成比/%
1	其他意外伤害	19.51	69.24	溺水	8.40	41.45
2	道路交通伤害	3.82	13.54	道路交通伤害	5.71	28.19
3	意外跌落	1.71	6.08	其他意外伤害	2.43	12.01
4	溺水	1.60	5.70	意外跌落	2.05	10.13
5	意外中毒	0.68	2.41	意外中毒	0.90	4.46
6	他杀及后遗症	0.39	1.39	火灾	0.26	1.29
7	火灾	0.21	0.76	他杀及后遗症	0.20	1.00
8	其他故意伤害	0.04	0.13	自杀及后遗症	0.00	0.00

四、婴幼儿意外伤害的危险因素

婴幼儿意外伤害的发生并非完全偶然，发生的原因复杂，既有婴幼儿自身因素也有外部环境因素。不同的意外伤害类型，致伤因素往往也不同，婴幼儿意外伤害的发生常常是多种因素共同作用的结果。以下按照各类意外伤害分别阐述危害因素。

（一）道路交通伤害

1. 婴幼儿自身因素　婴幼儿头部、四肢都处于生长发育的阶段，伤害对其造成的影响更多。与成年人相比，婴幼儿一般身材矮小，在道路上更不容易看到车辆或“被车辆看到”。适当的冒险行为属于儿童正常的生长特征，但儿童的感知能力和认知能力也未完全发育成熟，对周围的听觉和视觉信息的综合处理能力有限，往往不能意识到或不能很好判别危险的存在。诸多证据表明，尽管儿童的视觉能力已经在婴儿时期就已经发育成熟，但儿童直到10～12岁时才能将视觉信号整合成有意义的信息。

同时，相关研究表明性别也会影响道路交通伤害的发生，男童往往比女童更容易受到道路交通伤害，男女比例为(3∶1)～(5∶1)。此外，低龄儿童可能因为好奇而在无意间尝试冒险行为，较大的儿童则可能会主动探索和寻求冒险。

2. 家长监管因素　家长的安全意识、知识和技能也是导致婴幼儿伤害发生的重要因素。家长的安全知识缺乏、安全意识和风险意识不足；家长对儿童长时间“疏于管理”或看管过程中的“短暂疏忽”，出行时没有给孩子配备或使用相应的安全护具(如儿童安全座椅、安全带等)；家长的急救技能及策略掌握不足，可能导致危害加重。这些都是可能造成儿童伤害的家长监管因素。

3. 车辆相关原因　许多车辆自身存在设计缺陷，也是儿童道路交通伤害的重要危险因素。将儿童安全考虑进去的科学标准的设计，一定程度上能避免儿童发生道路交通伤害、降低伤害发生的严重性。例如，配置儿童安全座椅、设计柔软的汽车吸能前端等。

4. 环境　当今世界机动化和城市化迅猛发展，更快的机动性成为追求的目标，而安全的机动性，尤其是儿童的安全，却很少被考虑。一些特定的环境因素增加了儿童使用道路系统的危险，比如缺乏活动场地，儿童容易在道路上或者车辆停放地玩耍。

5. 缺乏及时救治　缺乏及时救治会使伤害导致的后果更加严重，如缺乏有效的急救措施和专业的急救人员；急救服务有效性、可及性和质量不高；缺乏完善的治疗分类系统。

(二)溺水

1. 婴幼儿自身因素　从全世界范围来看，全球儿童死亡率最高的是小于5岁的年龄组，因溺水而导致死亡的儿童在1～4岁达到顶峰。可能是因为该年龄段儿童自身生长发育不成熟，协调能力和规避危险的能力不强。此外，根据全球数据，从不同性别来看，男童溺水死亡率高于女童，其原因是与女童相比，男童更爱探索和运动动范围更广，更有可能在危险区域游泳、玩水。

2. 家长监管因素　家长监管不足是婴幼儿溺水的最常见原因，婴幼儿溺水的发生与家长看护的连续性有关。低龄儿童溺水多发生在家中或家附近的水塘，发生原因大多是家长没有注意儿童动向甚至离开儿童身边。同时，有些家长缺乏“婴幼儿在家中也会发生溺水”这一意识，忽视了婴幼儿在家中的看护和安全居家环境的营造导致意外发生。

3. 环境因素　暴露于“危险的”水体也被认为是婴幼儿溺亡最重要的危险因素，绝大多数婴幼儿溺水发生在家中或家的附近没有做好安全防护措施的场所，如家中的浴缸、室外没有保护措施的游泳池。《世界预防儿童伤害报告》指出，中低收入国家绝大多数溺亡事件发生在日常的活动中，例如玩耍、游泳等；高收入国家绝大多数儿童溺亡事件发生在公共水体中，年龄较小的儿童常发生在泳池，年龄较大的儿童多发生在湖泊或河流。

4. 地区与时间因素　因社会经济发展水平和自然条件不同，溺水的发生存在明显的地区分布差异，农村儿童溺水死亡率远比城市高。从我国情况来看，西部地区儿童溺水死亡率明显高于东部和中部，常发生地区为水网密集的南方地区。尽管溺水一年四季都有可能发生，但存在明显的季节性差异，普遍为6—9月，夏季多发。

5. 医疗救护因素　没能对溺水婴幼儿采取及时、正确的急救措施（心肺复苏等），增加了死亡风险。

（三）烧烫伤

1. 婴幼儿自身原因　婴幼儿手掌皮肤比较薄，容易因为接触热水管或加热器而导致烫伤。婴幼儿动作的发育程度往往比不上智力和认知发育程度，烧烫伤往往因为他们好奇的心理和笨拙的动作共同导致的。

2. 家长看护因素　根据调查显示，大部分婴幼儿烧烫伤发生在家中，且多数情况下是有监护人在场的。由此可见，家长监护不到位、不注意让儿童远离热源也是婴幼儿发生烧烫伤的危险因素。

（四）跌落

1. 婴幼儿自身因素　婴幼儿，特别是幼儿有活泼好动、充满好奇和探索心的天性，对危险与安全的概念模糊，更容易做出危险动作和危险行为。随着年龄增长，婴幼儿的活动范围变广、独立性增强，常试图做出超越自身能力的更为严重的冒险行为，因此易发生跌落。且男童冒险心理普遍高于女童，跌落的发生率和死亡率均高于女童。

2. 致伤物　跌落通常是婴幼儿在出生后头一年最常见的非致死性伤害。相关研究表明，婴儿摇摇椅引起的非致死性产品相关伤害最严重。欧盟有关的伤害数据库认为导致居家和休闲活动伤害的主要消费品认定为儿童自行车、溜冰鞋和秋千。尽管缺少相应的数据，但特别是在发展中国家，产品的安全问题依然存在。

3. 环境因素　物理因素主要包括：缺乏安全标准的游乐场，如缺乏符合婴幼儿安全标准的保护栏、保护材料不够厚；缺乏检查、维修和安全措施的建筑物；存在风险的居家环境，如在窗边堆积大柜子等，跌落伤害的风险会很高。

社会经济环境因素上，特别是低龄儿童家长应该一直监管其行为与活动，将伤害发生可能性减至最小。贫穷、失业等不良的家庭经济状况可能会影响家长的监管质量。贫穷家庭的婴幼儿可能无人监管，或者由年龄稍大的儿童来照顾，看护者心智不够成熟或因其他事情分心的情况是最危险的。

（五）中毒

1. 婴幼儿自身因素　中毒的发生与儿童的年龄有很强的关联性，在一定程度上年龄决定了婴幼儿的行为和生理。年龄较小的儿童比年龄较大的儿童更接近地面，并且喜欢将手和小物体放进自己的嘴里，增加了他们接触到较低水平面的毒物的危险。相关研究已经证实，儿童在2岁左右，可活动范围变广，有更多的途径可以接触到毒物，中毒率也显著地增加。随着儿童的生长发育,发生中毒的危险也增大。

2. 致伤因素　居家环境当中,药物毒物往往有存放不当的现象发生,并且都在儿童伸手可及的范围内。一些化学物,被装在没有贴标签或是贴错误标签的容器中,放置在较低水平面或没有儿童安全锁的收纳盒中,婴幼儿容易误食导致中毒。

3. 环境因素　中毒危险因素的暴露和中毒的结局都受社会环境的影响。许多国家由于相关的法律法规、行业标准的缺失,导致生产制造、贴标、销售、储存和处理等管理毒性物质的多个环节存在问题。

我国农村和经济状况欠发达的西部地区是婴幼儿非故意中毒的高发地区,相关数据显示农村因中毒死亡的婴幼儿人数总体上高于城市地区。主要原因有:农村开展防中毒的宣传工作较少,而以农药为主的有毒物较常见,更容易被婴幼儿获得和接触;监护人文化水平较低,对毒物管理和教育婴幼儿辨识毒物的意识较弱;留守儿童较多,缺乏监管和教育;医疗水平较低,难以及时正确救治中毒儿童。

五、伤害预防相关理论与策略

通过对伤害危险因素的分析,可以发现伤害是可以预防或控制的。伤害预防,是为了伤害的严重性、预测伤害的发生以及对危险因素的积极控制。与许多慢性疾病不同的是,伤害的因子通常是可知且可以被测量的,能量由环境到宿主的转换机制也可被描述。除了某些中毒和烧伤,伤害经常在暴露之后突然发生,很少有较长的潜伏期。因此,伤害控制的主要步骤是明确促使伤害发生的能量形式和人类的暴露机制,在伤害的自然史中详细定位干预措施,并对干预措施的效果进行评价。伤害预防的主要理论和策略有“4E”[工程干预(engineering intervention)、经济干预(economic intervention)、强制干预(enforce intervention)、教育干预(educational intervention)]伤害预防综合策略、三级预防与四步骤公共卫生方法和 Haddon 模型等,本节主要介绍“4E”伤害预防综合策略。

“4E”伤害预防综合策略是目前国际公认的伤害预防综合策略,在很多国家的实际运用中都证明了该策略的实用性和良好效果,减少与控制伤害和因伤害死亡的发生。

“4E”伤害预防综合策略主要包括以下 4 个方面。

(1)工程干预策略:制造更安全的、伤害可能性更少的产品。

(2)经济干预策略:目的在于用经济奖惩手段影响人们的行为。

(3)强制干预策略:法律部门和公安机关采取措施,确保在人员中实施一定的行为规则,实施创造安全环境的法律、法规,保证生产销售安全产品。

(4)教育干预策略:在一般人群中针对引起或受到伤害的高危个体开展的改变其态度认知、行为的活动。

也有学者在“4E”基础上提出“5E”策略,增添了评估策略:涉及判断哪些干预措施、项目和政策对预防伤害最有效。

第二节　环境安全

稳定、安全的成长环境在保护婴幼儿健康与发展中发挥着重要作用。通过减少环境危险因素,采取安全保护措施,可以降低婴幼儿意外伤害发生的可能性。但是,各种环境因素都不是独立存在的,而是相互交叉、相互影响的。从场所来看,环境安全也可以分为家庭和社会环境安全。家庭环境的安全指保护婴幼儿免遭家中任何形式的伤害。社会环境的安全指保护婴幼儿免遭精神、网络、机构及周边环境的安全等给婴幼儿带来的伤害。从性质来看,社会环境既包括物理环境又包括法律政策在内的软环境。

一、社区与居家的物理环境

婴幼儿需要安全的活动和玩耍场地,城市规划、道路布局,幼儿教育机构及社区配套设施建设时应充分考虑婴幼儿安全性问题。中国疾病预防控制中心关于婴幼儿伤害的流行状况分析与伤害预防技术指南,为如何提升环境安全提供了重要指导。

(一)创造良好道路交通环境

在路网规划和道路设计时,应把为婴幼儿创造安全的步行和骑车环境放在首位,将这方面需求考虑进来,进行安全性评估,不应在机动车运动的空间路线都安排完毕后,再做事后补救。需要把婴幼儿到达托幼机构、公园可能途经的路线,以及这些路线合理、安全地融入本地区交通网络可以采取以下措施:设置限速墩、小环形交叉口、人行安全岛等限速措施,改变道路结构;采取路面处理、改善道路照明等视觉变化措施;在托幼附近机构设置单向道路等交通再分配措施;对高危碰撞现场应及时采取补救措施。

婴幼儿安全道路设计:提供接送婴幼儿的特殊校车;家长步行接送上、下学的婴幼儿,可以穿上醒目、带有反光条的背心沿着安全路线行走。此外,许多国家引入了“学校安全地带”,包括在学校附近设置“禁止汽车驶入区域”、采取降速措施、成人监护过马路等。

提高婴幼儿的醒目性:婴儿车、婴幼儿穿上背部反光服或贴上反光条,这样能够增加步行者和骑自行车者的可见性;使用白颜色头盔及日间探照灯对增加摩托车驾驶者的醒目性有作用。

(二)改善环境以预防婴幼儿溺水

1. 安装围栏　在池塘、小溪、沟渠等自然水体周围安装护栏、围栏,已被证明是预防婴幼儿溺水有效的干预措施之一。栏杆的选材可以因地制宜,采用不同材料制作,如木板、竹条、砖块、石等,围栏的高度、间距应合理,并定期组织人员检查,若发现破损,应及时修补。

2. 院门或房门安装栅栏　家中有婴幼儿的农村家庭，如果房屋在距离池塘、小溪等自然水体25 m内，在自家门院前应安装门栅栏或安装儿童安全锁，以阻挡年龄较小儿童自行外出。

3. 设立醒目警示牌　在开阔水域的周围放置明显警示牌，进行危险提示，避免婴幼儿接近这些危险水体。

4. 采取技术措施改善环境　还应采取技术措施改善环境，具体措施有以下几项：加强水井管理，安装水井专用抽水泵，并且在不使用时应加防护罩，并注意合理施工，避免婴幼儿攀爬；注意桥梁的施工和维护，工程部门在江河、湖泊上修建安全桥梁和已建桥梁应注意养护和维修，确保行人的安全；修建地下排水管道时，应建立合理的地下排水系统，减轻排水管道的负担，减少人们进入开阔水域的机会；加强基础设施、转运井、废水井的管理，施工现场、水库、石灰池加强检查监测；成立预防性卫生监督、监测部门，推进水利设施、社区水池等建设，防止婴幼儿在公共娱乐区域的戏水设施内溺水。

（三）防止婴幼儿跌落/摔倒

使用安全的玻璃或在玻璃上涂抹胶片；为了防止打滑，在体育器械下漆上沥青，使运动的地面平整；购物中心或商场为保护顾客安全，应由保安及专业维护人员巡逻检查，保持公共场合的婴幼儿娱乐设施、设备安全和功能良好，并且设立现场管理委员会；在运动时佩戴安全防护穿戴（如头盔、眼部护具、膝盖护具、手腕护具等）。

（四）居家物理安全措施

婴幼儿主要的生活环境在家里，因此居家物理环境的安全至关重要。表4-3提供了居家物理环境安全的自查建议。

表4-3　居家环境安全自查

地点	安全建议
客厅	保持地板干燥，或在地面铺设地毯或地垫
	整理好家中电线，并放置在孩子不易碰到的地方
	桌椅、玩具、杂物等妥善安置，不随意放在地面
	在楼梯的顶端及底部安装和使用状况良好的楼梯门
	药品、酒精等物品及时收纳
	不要让婴幼儿单独待在高处，如床上、沙发或可变的桌子上
	瓷器或玻璃器皿放在带锁的壁橱里，或孩子拿不到的高处
	包裹家具锐利的边角，以防婴幼儿碰伤
	取暖器等加热电器远离易燃物品（如窗帘、纸）
	插座或者接线板上安装防触电插座保护盖

续表 4-3

地点	安全建议
门窗	窗户有防护措施(如安全防护栏/防护网/安全锁)
	婴儿床、大床、沙发等放置在远离窗口和阳台的地方
	房门上安装门挡,防止孩子被夹手
卫生间、厨房	可以安装家庭烟雾和燃气警报器
	剃须刀、剪刀等尖利物品、玻璃器具妥善放置
	家用清洁剂、喷雾杀虫剂等不要装在饮料瓶内
	点火用具(打火机、火柴等)放在孩子不易取到的地方
	在浴缸或淋浴间内装上扶手和铺上防滑垫,避免孩子滑倒
	及时将桶或浴缸里的水倒掉、注意及时关闭马桶盖
卧室	婴儿床上不放置杂物(如床上用品、玩具等)
	确定婴儿用品的带子已经取下或固定住
	婴儿床可以靠墙壁安放并装好护栏

二、"安全社区"实践

20 世纪 80 年代末瑞典斯德哥尔摩市举行了第一届世界事故和伤害预防会议,正式提出安全社区的概念。"安全社区"是指具有针对所有人、所有环境和条件的积极的安全和伤害预防项目,并作为国家网络,包括政府、卫生服务、志愿组织、企业和个人共同参与的地方社区,其目的是整合社区资源,实施不同形式的预防伤害和促进安全活动,尽量减少不同伤害的发生。

WHO 安全社区的标准包括:多部门参与协作、合理分工问责、共同促进工作的组织机构;制定长期的、有持续性的、涉及不同环境并且覆盖不同年龄、性别人群的预防伤害计划;实施基于特殊环境、针对高危人群、关注弱势群体,高预防伤害项目;有分析系统能够记录伤害发生频率及其发生原因;对伤害预防项目和活动实施及效果有科学的测量及评价方法;能够积极参与国际、国内安全社区工作网络的相关工作与交流活动。

相关实际应用表明,安全社区规划可有效降低伤害的发生,伤害发生率能够降低 30% ~60%。因此,创建安全社区、积极开展安全社区活动是预防与控制伤害的有效途径,对从根本上减少伤害发生发挥重要作用。

三、保障婴幼儿安全的法律法规

2008 年的《世界预防儿童伤害报告》列出了几项对婴幼儿意外伤害的有效干预措

施,例如车辆上的婴幼儿约束装置,自行车头盔,围栏和漂浮装置,并鼓励中低收入国家采用这样的干预。但是,这些干预措施尚未在我国广泛实施,其主要原因是我国的法律或法规未强制要求执行这些操作,或者未明确将执行这些操作的责任分配给一个或多个特定的政府部门。

法律有明确要求和禁令可以推动公众行为的改变和环境的改善,从而减少危险因素、降低伤害风险。有相关资料表明,立法策略可以有效减少道路交通伤害、溺水、烧烫伤、跌落/摔倒、中毒或窒息这些婴幼儿伤害。在美国纽约市,法律明确要求房东在所有租用的房屋中都安装窗户防护装置,使因无意从窗户上掉下来的儿童住院人数下降了96%。

但是许多已知的减少婴幼儿伤害的干预措施并未得到立法的广泛涵盖。在经济合作与发展组织的29个成员国中调查涉及10项针对儿童伤害的干预措施的立法时,发现29个国家中没有一个立法涵盖所有10项干预措施。只有7个国家(澳大利亚、加拿大、冰岛、新西兰、挪威、瑞典和美国)制定了涵盖至少7个干预措施的立法。世界卫生组织报告显示,只有28个国家有适当的法律,以通过降低交通速度、减少酒后驾驶人数及增加使用头盔、安全带和儿童约束装置来减少道路交通伤害。

世界卫生组织和欧洲儿童安全联盟推荐了27种儿童安全干预措施。在我国法律中,有7项国家法律、9项国务院条例和46项部门规章涉及儿童安全问题,并且与至少1种干预措施有关。在我国,可以去除危险因素、保障干预措施实施的法律、法规较少,预防婴幼儿意外伤害的代表性不足,并且相关的实施责任往往定义不清。

针对道路交通伤害造成的儿童死亡的干预措施涵盖了4项法律、7项国务院法规和12项部门法规。立法文件也对跌倒的干预措施做了比较详尽的规定,但没有法律涵盖针对溺水造成的意外儿童死亡的干预措施。在27项干预措施中,有其中7项被国家法律覆盖,但有10项没有被任何一部法律或规章覆盖,其中1项干预同时由2项法律覆盖,另有7项受国务院法规覆盖。

政府可以通过修改现行法律、法规(或制定新的法律、法规)以覆盖更多已被证明有效的干预措施,来大幅降低数百万名儿童意外伤害的风险。我国于2003年制定了《中华人民共和国道路交通安全法》,并于2004年5月1日起正式施行,强化执法是预防道路交通伤害的重要措施,它的成功在于其现实的威慑力。只要有可能,此类干预措施应纳入国家法律而非法规中。在任何相关的立法中都需要清楚地确定负责执行干预措施的政府部门,有力而明确的法律要比法规更有威慑力。

第三节　安全教育

对于婴幼儿意外伤害而言，预防意外伤害的发生是根本。安全教育属于“4E”伤害预防综合策略中的教育预防策略，是伤害预防的重要手段之一。作为家长（监护人）和托幼机构工作人员，要重视婴幼儿的安全，特别是要细心观察婴幼儿的活动，一旦发现有意外伤害危险因素，应采取及时、科学、有效的措施。根据伤害预防相关理论，安全教育在预防婴幼儿伤害过程中发挥重要作用。

一、安全教育概述

（一）安全教育的定义

关于意外伤害预防的教育策略，从直接的教育对象而言，较多的是针对婴幼儿自身教育。例如，有学者认为安全教育是以受教育者为本的教育，是在尊重和维护受教育者生命的基础上，提高受教育者防范伤害发生、提高处理事故能力，以及学会自我保护而开展的一种教育。还有学者将安全教育定义为按照婴幼儿所在不同年龄阶段，在保护生命安全的基础上开展的一系列目的明确、计划科学、组织有序、使其增强安全意识、获取安全知识、掌握安全技能的教育活动。

鉴于婴幼儿阶段的特殊性，本节的安全教育是指对婴幼儿相关的群体（包括婴幼儿自身、家长、托幼机构等）开展的以增强其对伤害预防知识和技能掌握程度为目标，以减少伤害事件发生，保护婴幼儿安全为目的的健康教育。

（二）安全教育的原则和要点

1. 安全教育的原则　安全教育应该遵循系统性和针对性的原则。全面分析婴幼儿在成长过程中存在的造成伤害的危险因素，对婴幼儿进行系统的安全教育。一方面，充分把握伤害相关风险；另一方面，将系统性贯彻到安全教育实施的全流程，包括教育谁、怎么教育、教育的内容有哪些、具体的教育方式是什么等内容。在系统分析的基础上，安全教育应具有针对性。结合婴幼儿的特点，根据不同伤害类型，针对不同的教育对象、教育场所和不同年龄采取针对性的教育方式、选择不同的教育内容。有的伤害的安全教育主要分不同教育对象开展，有的伤害则需要从不同场所进行教育，需因时、因地、因人教育。

安全教育的要点主要包括教育对象、教育内容和教育形式。

2. 安全教育的要点

（1）教育对象：婴幼儿天生具有活泼好动、自我保护和识别危险能力不足等特征，容易发生意外伤害。以伤害发生作为结果来看,致伤行为是直接原因,婴幼儿自身安全意识缺失、家长监管不当、安全知识普及度不高等是近端原因;城市化速度过快、机动车数量增多是远端原因。因此,安全教育的对象主要是婴幼儿本人(1岁以上儿童)、家长(监护人)、学校及其他涉及婴幼儿活动场所的负责人。要特别重视对婴幼儿监护人和照护人的教育。

(2)教育内容:安全教育的针对性很重要,主要应注意以下三方面内容。

1)注意婴幼儿不同年龄特征和不同伤害特点。应提出几条预防伤害的核心信息,结合不同年龄段婴幼儿生长发育特点,针对不同伤害类型选择预防重点。例如,1~3岁儿童主要致死意外伤害类型为溺水,安全教育内容更多涉及预防溺水及溺水急救知识;而0岁组儿童最主要致死意外伤害则是窒息。随着机动化、城市化发展,道路交通伤害呈现上升趋势,就需要特别注意。跌落,这是最常见的伤害类型,高空坠落会导致严重的伤害,也是教育的重点内容。

2)注意不同情况和不同教育对象。从意外伤害发生的"前、中、后"3个阶段来看,教育内容应该包括引发意外伤害的危险因素、保护婴幼儿的安全措施、意外伤害发生时及时的施救和发生后正确的急救措施等。

对不同的教育对象,教育内容也应有所偏重。研究显示,有一定比例的婴幼儿伤害是由于婴幼儿或家长的不当操纵导致的损伤加重甚至危及生命。对婴幼儿的安全教育侧重识别危险行为、提高自我保护能力;对家长(监护人)而言,加强婴幼儿看管是避免伤害的首要和重要措施,是一切预防措施的前提,因此安全教育目的是提高家长安全意识、主动去除家中危险因素,并懂得在室外如何保护婴幼儿安全。

3)注意意外伤害分布的地域、人群和时间差异。意外伤害具有明显的地域、人群和时间差异,在开展安全教育时也应将这种差异考虑进来。发展中国家的意外伤害死亡率高于发达国家,不同国家主要的婴幼儿意外伤害类型存在差异,因此教育重点也不同。发达国家意外伤害主要类型为道路交通伤害,东南亚发展中国家水网密集,教育内容更多包含预防溺水相关知识。我国意外伤害地域差异也很明显,这与我国国土辽阔和地区经济发展不均衡有关,不同地区预防意外伤害类型存在一定偏差。例如,上海市与西藏自治区相比,上海市教育重点为更多为预防道路交通伤害,而西藏自治区则偏重防止婴幼儿跌倒/坠落。虽然城市与农村多发的儿童意外伤害主要都是道路交通伤害、溺水和跌倒/坠落,但城乡间也存在一定差异,城市应多注意预防婴幼儿跌倒/坠落的教育,农村更应注意毒物的辨别和防止溺水的知识普及。对于同一类型的意外伤害,具体的危险物在不同地区也有差异,例如,同样是高空坠落,在城市主要是楼房,而农村可能主要是平房屋顶以及树干等。

不同年龄段婴幼儿意外伤害的主要类型也不同,相比于女童,各年龄组男童意外伤害死亡率更高;除0岁组外,意外伤害是多个年龄段儿童的首位死因。1岁以上儿童,溺水、道路交通伤害、跌落/摔倒、中毒和烧烫伤是前5位死因。在开展安全教育时应注意儿童的性别和年龄差别，有针对性地教育。许多意外伤害存在明显的季节性差异，如6—9月天气逐渐炎热、恰逢雨季，溺水多发，该季节应多注意有关溺水的安全教育。

(3)教育形式：在确定教育内容后，如何将安全知识传递给教育对象，教育的形式和手段很重要，教育可以采取多种形式进行。除了传统的讲座、课堂授课、墙报、参观等形式外，还可以针对特殊儿童群体（如留守儿童、孤独症儿童）及其监护人进行一对一教育。可以通过网络等线上教育形式进行，充分利用大众媒体传播速度快、覆盖面广的优势，积极进行儿童意外伤害预防宣传。

此外，应注意所有的安全教育都应根据婴幼儿的不同年龄阶段和认知发育水平，采取适宜的教育方式。单独采取安全教育措施对预防婴幼儿伤害发生的效果非常有限，应当与其他措施（如工程措施、强制措施等）结合使用，必要时需要采用法律强制手段。

二、常见意外伤害的安全教育

由于不同类型意外伤害教育的侧重点不同，本节主要针对道路交通伤害、溺水、跌落伤这3类婴幼儿常见的意外伤害，从不同角度阐述如何进行安全教育。

（一）道路交通伤害

有关婴幼儿道路交通伤害预防的公共卫生措施很多，但教育仍然是最重要的措施之一。安全教育是采取其他例如法律法规制定、安全座椅推广等策略的基础。道路交通伤害的安全教育主要从不同对象进行教育。

1. 对婴幼儿进行教育　随着婴幼儿的生长发育，逐步培养其形成正确的行为习惯和潜意识认知更为有效。相比于理论知识灌输，通过自身实践和实际案例模拟，更容易被低龄儿童理解，使其潜移默化地掌握正确的方法和技能例如，在安全的道路上开展情景模拟，进行基本道路交通知识学习，手把手教授自行车行车的方法和技巧，在步行教育中增加如何提高专注力、增强可视性的教学内容。

随着婴幼儿的成长，逐渐会产生叛逆思想，这时候很难通过原有的教育方法传授知识，有时甚至会适得其反。可以让其更多参与、互动，掌握更多主动选择的权力，以新颖的方式进行安全教育，例如同伴教育等，教会他们如何成为安全的行人和行车者。通常使用包括面对面交谈、教育图册、播放教育短片和电影、桌面模拟演示、交叉路口模拟等多种教育方法，有针对性地进行教育。所选定的安全教育地点可以是家中、学校、模拟教学点，甚至是真实的交通事故现场。

2. 对家长及托幼机构工作人员进行教育　对家长来说，他们首先应该在安全方面为婴幼儿树立榜样，例如不乱过马路，面对伤害保持冷静，并且有意识地带孩子们上路，了解红绿灯、路口、汽车转弯、停车等道路交通指示，并且可以经常给孩子们讲一些引发事故的例子，和孩子们讨论、分析原因和教训，独生子女的父母缺乏照顾子女的经验，因此开设班级教学,教他们正确照顾子女的方法,提醒他们不要把孩子单独锁在家里,并且应该将家中的药品、毒物妥善安放。

对于托幼机构工作人员,需要教授他们如何识别危险因素;如何教育婴幼儿进行预防伤害;一旦发生伤害,又该如何进行急救处理,关于急救处理部分,请参阅本章第四节。

3. 加强媒体宣传　通过大众媒体加强宣传,可以有更高的安全教育指盖面。例如,可以结合当地的主要伤害,在报纸、网页、电视等大众媒体上以公益广告、新闻等形式宣传预防跌落的知识和技能。

(二)溺水

构建以家庭配合、学校教育、社会支持组成的婴幼儿安全教育“铁三角”,是减少婴幼儿伤害发生、保护婴幼儿安全与健康的有效途径。对于婴幼儿,由于其通常的生活环境是在家里,因此家庭配合尤其重要。发生溺水的场所不同、情况复杂,因此关于溺水的安全教育主要从不同场所开展。

1. 家庭教育　首先应让家长明白加强监护是预防溺水事故发生极其重要的措施,特别是在家中发生的溺水,很大一部分原因是家长的监管和看护不到位,一时疏忽大意酿成惨剧,因此对家长进行溺水事故风险教育时应让家长明确自身责任,认识到婴幼儿溺水的危险性,家长通过参与社区关于溺水严重性的讲座和干预专题培训,学习相关知识,反省日常行为,改变监管和看护行为。婴幼儿家长更需注意不要将婴幼儿一个人留在水源附近或有储水容器的洗手间内。

社区儿保部门应定期对婴幼儿家庭进行家访,指导家长发现家中溺水隐患、监督其去除可能导致溺水发生的危险因素、避免家长在日常生活中做出危险行为。

2. 社区教育　社区主要针对婴幼儿家长(监护人)和社区儿保人员、社区志愿者开展安全教育工作。教育的主要内容是如何更好看护婴幼儿、了解溺水的危险因素、婴幼儿溺水后采取怎样的急救措施等。

(1)在水池、沟渠等开放性水域分布较多,位于居民区附近的区域,通过多渠道组织教育普及活动,推广重视避免婴幼儿溺水的观念,向居民讲解溺水危害婴幼儿健康的程度、开放性水域与急救措施健全水域相比存在的安全隐患多少、可以采取怎样的预防措施,提高居民溺水相关知识的认知度和防范溺水的意识。

(2)组织社区医生、学校、医院、教师、定期在社区举办讲座,对社区居民进行安全教育,举办家长和婴幼儿可以共同参加的培训。

3. 学校教育　对于上托幼机构的婴幼儿,学校教育也是重要环节。学校安全教育,可以实行责任制,建立托幼机构防溺水教育工作小组,通过签订责任书,将安全责任分配落实到不同小组;托幼机构应对在园儿童、教师、家长进行教育,将预防溺水工作融入日常教学中,提高伤害干预措施的可持续性。通过培训、专题讲座和场景模拟等方式,使机构负责人和老师了解掌握溺水相关政策、法律法规,获得婴幼儿溺水相关知识,掌握溺水急救技能，学习并领会干预的主要方法，让相关人员认识到婴幼儿溺水的严重性和安全教育的必要性，在机构开展切实有效的婴幼儿溺水干预工作。

对有一定行为能力的幼儿开展安全教育，提高其自我保护和自救意识。积极组织和鼓励幼儿参与预防溺水活动中，使适龄幼儿能够辨别危险因素、避免到存在安全隐患的水域游泳、认识到溺水的危害性等。健康教育相关课程当中重视伤害预防相关内容的教学，让幼儿不要去江河、鱼塘、水库等开放性水；不在开放性水域周围追逐打闹等。

（三）跌落

跌落，包括从高处的跌落、同一平面的跌倒，是婴幼儿最常见的伤害，对于婴幼儿，几乎随时随地都可能发生。因此，关于跌落的安全教育主要从不同场所开展。

1. 家庭教育　注重家庭教育，增强家长对婴幼儿的监管是预防跌落的最重要的措施。家长在孩子的管理和预防伤害方面发挥着主要作用。家长的教育可以通过各种途径开展，对婴幼儿而言主要是社区儿保人员和社区医生在儿童体检或儿童生病就医时提醒家长防止婴幼儿在家中和室外发生跌倒/摔落的注意事项，并且希望家长能够加强对婴幼儿的监管；同时也为家长提供一些讲解和咨询服务，内容根据孩子的不同年龄段和不同发育阶段而有所侧重。

2. 支持性家庭巡查和教育　对高危家庭（有特殊儿童、家中儿童较多、低收入等情况的家庭）实施支持性家庭巡查和教育。具体方法是利用社区儿保人员进行家访或为婴幼儿注射预防针的机会，进行家庭巡查并提供一些咨询服务。

3. 学校教育　学校应在健康教育课程中开展生动活泼的安全教育活动。通过课堂讨论和宣传片播放等形式，对婴幼儿在学校经常发生的楼梯踩踏事故、体育活动中伤害事件、外出游玩时伤害事故的防范和紧急处理等内容进行讲解和指导。提醒婴幼儿注意识别公共场所里的危险警示标志，远离被警示的危险环境，在运动过程中避免发生运动损伤，学习正确的伤后处理方式、急救技能，以及在危险状况下如何避免伤害发生等。教育婴幼儿在发生危险时首先应该自我保护，在可能情况下相互救助，并且及时报告给老师或家长求助。

第四节　意外伤害的应急处理

婴幼儿是发生意外伤害的高危人群，对已经发生伤害的婴幼儿及时进行正确处理能最大限度地挽救婴幼儿生命、降低损伤程度。婴幼儿在受到外力作用后，会发生不同程度、不同性质的损伤。对不同意外伤害应采取不同的应急处理措施，切忌盲目施救，错误的处理方法可能会加重伤害、威胁婴幼儿健康。婴幼儿常见外伤主要有跌落伤、窒息、烧烫伤、划伤、割伤、挤压伤等，针对各类伤害，需要采取不同的应急处理措施。

本节所述应急处理是指前往医疗机构就诊前的现场处理,主要由婴幼儿的直接照看者操作,儿童保健医护人员在常规的保健中,需要按此对婴幼儿照看者进行指导。部分受伤婴幼儿在应急处理后,尚需要前往医疗机构进行进一步的诊断与治疗,本节对院内诊断与治疗不做阐述,具体可参见儿科学相关书籍。

一、意外伤害应急处理基本原则与步骤

(一)意外伤害应急处理的基本原则

1. 分级处理原则　分级处理是指根据受伤儿童损伤的严重程度与处理急迫程度进行判断,从而决定采取不同等级的处理方式。分级处理大致可以分为3类。

(1)迅速处理,抢救生命。意外伤害发生后的前4 min是采取急救措施的黄金时间。

(2)尽快处理,避免伤残。跌落、烧烫伤等伤害如果不及时处理或处理不当,可能会造成伤害加重甚至终身残疾和死亡。

(3)简易处理,必要时就医。可见,看护者需要能够准确判断伤害严重程度与处理急迫程度,从而采取必要措施,既要避免延误处理,盲目的慌乱紧张也不可取。

2. 生命第一原则　当婴幼儿失去知觉,脉搏、心搏不规律或停止,应立刻采取急救维持婴幼儿心脏正常功能。在施救过程中除了注意婴幼儿的生命也应注意施救者生命。施救时特别要注意环境安全,尤其是在道路上和开放性水域。

3. 避免错误处理　骨折引起二次损伤最为常见,在婴幼儿发生骨折时切勿盲目移动和包扎,以免加重伤害。同时,应注意不要随意在伤口上涂抹药物,如在划伤伤口上直接涂抹药粉等。

(二)意外伤害应急处理的基本步骤

1. 环境安全　在施救和急救时切记注意救援环境是否安全。施救者在确保自身安全的情况下对受伤婴幼儿施救,在安全的场地开展急救措施。

2. 检查受伤婴幼儿　检查受伤婴幼儿的神志、呼吸、脉搏是否有异样,呼喊拍打婴幼儿观察其反应,必要时及时进行现场急救和监护。

3. 施救与呼救　当受伤婴幼儿情况紧急时,让其他人员拨打120急救电话,施救者继续施救,当专业救护人员到现场时应将受伤婴幼儿病情和施救情况告知救护人员。

4. 安全送医　部分受伤婴幼儿需要前往医疗机构就诊,在就医途中,如果不是急救车转送医院的,必须注意途中安全,避免二次损伤。在现场等待及前往医疗机构的途中,还需要再次检查受伤婴幼儿,以判断是否遗漏其他损伤。

5. 密切观察　对于未送医的受伤婴幼儿,观察其意识和身体情况,必要时及时就医。

二、跌落伤的应急处理

(一)判断严重程度

跌落伤是婴幼儿最常发生的伤害,严重程度差异很大,同一平面的跌倒相对较轻,但是如果头部发生碰撞,跌倒时碰到尖锐物品还会同时伴有锐器伤或异物;高处坠落则常常较为严重。

由于婴幼儿头部重量相对较重,发生跌倒时,头部容易着地,当头部受碰撞,婴幼儿出现如下情况的时候,往往提示受伤可能严重:昏迷,持续性或反复性头痛、头晕,嗜睡,恶心、呕吐,言语或口齿不清,精神异常,视线模糊,头部受到较重碰撞却不哭、不闹等。从高处坠落发生意识丧失时应直接拨打"120"急救电话。颈部有较多血管、神经,如果受到撞击,同样常常较为严重。其他部位受到碰撞的婴幼儿,如果出现持续性剧烈疼痛、长时间哭闹不止、精神萎靡等情况,也提示受伤严重。

(二)处理方法

(1)对于没有上述严重情况的婴幼儿,只是发生擦伤、淤青、少量出血的,可以清洁伤口、压迫止血;肿胀且无开放性伤口的,可以冷敷。

(2)发生头颈部碰撞时,如果受伤婴幼儿还保持清醒时,不要让受伤婴幼儿坐着,最好让婴幼儿背部伸直并平躺,但注意不要移动受伤婴幼儿的头颈部。头颈部发生碰撞的婴幼儿,要注意陪伴、密切观察,及时发现病情变化。受伤的当晚,需要每隔 2 h 叫起孩子,看看其是否有意识。如果仅仅只有几秒失去意识,也需要马上送去医院。几天之后如果孩子有这些症状(如嗜睡、呕吐、手脚无力、说话含糊不清、头痛、痉挛、口鼻流血或是透明液体、瞳孔大小不一致、眼球转动不一致),也需要立刻送去医院。

(3)骨折伤害:婴幼儿发生跌落时有时会发生骨折,骨折的表现有四肢疼痛、功能障碍、局部肿胀或者淤青。如果只是手指、脚趾等小型骨折,可带孩子前往医院就诊。若骨折严重,应立刻拨打"120"急救电话,不可轻易还原骨折的位置,等救护车来到现场由医护人员进行专业处理。安抚幼儿的情绪,用毛毯等物品暖和婴幼儿的身体。注意此时不能随意让孩子进食或饮水。如果是颈部或是背部骨折,可以把毛巾卷起来垫在颈部下方,注意不能乱动孩子。如从房屋阳台等高空坠落的婴幼儿,很可能发生多部位严重骨折,不可自行移动。

(4)当救护车不能及时到达或要自行将婴幼儿送至医院时,可以进行一些基本操作:首先安抚受伤婴幼儿情绪,尽量让婴幼儿平躺并且不要随意移动婴幼儿,更不要随意对受伤部位进行揉搓和拉伸。可以将受伤婴幼儿上肢屈肘 90°于胸前,或用悬挂带对受伤胳膊进行悬挂。如果流血,可压迫止血。应该注意,尽量不要使用止血带,当使用不当时可能会导致肢体坏死甚至截肢。如果没有呼吸、心搏,要进行心肺复苏。

三、窒息的应急处理

窒息是婴儿意外死亡的首要原因。根据不同窒息原因采取不同急救方法可以最大程度避免惨剧发生。对于婴幼儿,常见原因是呛奶、蒙被综合征、气管异物、绳索缠绕等。溺水导致的窒息,下文将单列介绍。

(一)呛奶的应急处理

在婴幼儿中发生呛奶现象非常普遍,但是严重时候会导致窒息。应急处理如下。

(1)首先观察婴幼儿是否能自主呼吸及面色情况。

(2)将婴幼儿的头部偏向一边,防止喷出的奶被吸入呼吸道导致婴幼儿窒息。

(3)清理婴幼儿面部和口腔内的奶水,用棉签清理孩子鼻腔。

(4)如果孩子没有了呼吸和心搏,应立刻进行心肺复苏。

(二)蒙被综合征的应急处理

蒙被综合征在1岁以内的婴儿多发,主要由于家长为保暖给婴儿被子盖得过多、过厚,或盖有衣服,导致被子、衣服直接蒙住了婴幼儿头部,导致婴幼儿缺氧窒息,严重的会发生昏迷甚至呼吸循环衰竭。应急处理如下。

(1)立刻将衣服或被子掀开,将婴幼儿身上衣领解开并将衣服脱去,给婴幼儿散热。

(2)当室内温度过高时,应采取通风散热等方法降低室温,并对婴幼儿进行物理降温,时刻关注婴幼儿的体温。

(3)让婴幼儿呼吸新鲜空气,改善缺氧。

(4)在无法判断婴幼儿情况或不知道处理办法的情况下及时就医或拨打"120"急救电话。

(三)异物入气管的应急处理

异物被吸入气管、支气管可能通过阻塞呼吸道导致窒息,常发生在婴幼儿群体。婴幼儿气管吸入异物时,如果婴幼儿呼吸正常,可以让婴幼儿用力咳嗽将异物咳出,咳不出应立刻就诊;如果婴幼儿呼吸困难、面色不佳,在拨打"120"急救电话同时使用海姆利希手法进行施救。注意不要直接通过拍背或用手指深入婴幼儿口腔咽喉将异物抠出来的方法,这样容易对婴幼儿造成更多、更严重的伤害。

1.1岁以内婴儿　在急救时切记不要采取将婴儿双脚抓起倒吊后直接拍击背部的方法,这样不仅不会让婴儿吐出异物,由于1岁以内婴儿颈部较为柔软,反而可能会损伤婴儿颈椎。

正确方法应该是:首先确认婴儿呼吸是否困难,采取跪姿或坐姿将婴儿放在施救者膝盖上,使婴儿脸向下俯卧,头靠在施救者的前臂上,且头略低于胸部。施救者用手托住婴儿的头部和下颌,另一侧单手的手掌根部用力连续拍击5次婴儿背部中央的两肩胛骨之间,同时观察婴儿是否将异物吐出。若没有吐出则将婴儿翻转至另一手臂,让婴儿面部朝上,头略向下倾斜低于胸部,施救者用手臂力量支撑婴儿背部,同时手掌托住婴儿颈部,注意保护婴儿颈部,不要用力过度。之后在婴儿乳头连线正下方进行最多5次向下的胸部快速按压,观察异物是否吐出。重复以上两个步骤,直至异物排出。

2. 1岁以上的幼儿　首先观察幼儿说话和呼吸情况,如果幼儿出现轻度气道梗阻,可以鼓励幼儿将异物咳出。如果幼儿意识清晰但出现严重的气道梗阻,可立刻采取海姆利希手法。如果幼儿已经失去意识或在急救过程中失去意识,则不能采取海姆利希手法,应进行心肺复苏(见溺水的应急处理)。

海姆利希手法:让幼儿双腿略分开,施救者跪或站在幼儿背后,一条腿在幼儿双腿间支撑,一只手空心握拳,用大拇指侧面肌肉抵幼儿肚脐和剑突(胸骨最下面)间,另外一只手紧紧握住此拳,向上、向内快速冲击,观察幼儿是否将异物吐出。

如果有他人在场,在一人施救同时,另一人拨打“120”急救电话寻求专业帮助。

四、烧烫伤的应急处理

烧烫伤是生活中容易发生的婴幼儿意外伤害,根据烧烫伤深度一般分为三度。一度烫伤最轻,一般只伤及皮肤的表皮层,受伤皮肤发痛红肿,但一般不会出现水疱;二度烫伤伤及真皮层,局部红肿发热,出现明显的水疱;三度烫伤全皮层甚至皮层下的脂肪、肌肉甚至骨头都受到损害,由于神经受损,疼痛感反而不强。

(一)“冲脱泡盖送”五步法

1. 冲　在发生烧烫伤后首先应该将烧烫伤处放在水龙头下用缓慢的冷水进行冲洗,同时注意水温不要太低,在条件允许的情况下可以持续冲洗至疼痛消失。烧烫伤造成的伤害主要是受伤后余热蔓延,冲洗的目的是对伤口进行降温。

2. 脱　在冲洗伤口后小心脱去衣服,如果无法将衣物去除,可以用剪刀将衣服剪开,如果出现衣服与伤口黏在一起的情况,不要强行去除异物,局部出现水疱时注意不要将水疱弄破以免感染。

3. 泡　当烧烫伤处无法进行冲洗时,可以用干净的冷水浸泡降温,但也要注意水温不要过冷。

4. 盖　注意保暖,可以用干净的布或浴巾包裹受伤婴幼儿。同时注意不要在冲洗后在伤口涂抹任何东西,也不要用带有绒毛的布料覆盖伤口,以免引起感染。

5. 送　特别对于烧烫伤严重的婴幼儿,应尽快送往医院进行进一步救治。

(二)遵循“四不”原则

(1)不要用冰块直接在受伤位置进行冷敷。

(2)烫伤后应将烫伤部位放入干净的冷水中浸泡,但不要长时间浸泡以免受伤婴幼

儿体温过低。

(3)不要用药膏、油、牙膏等直接涂抹在烧烫伤处,也不要用棉花等物品覆盖伤口。

(4)若出现水疱,应至医院后由医生处理创面,不要擅自戳开。

五、溺水的应急处理

婴幼儿发生溺水时,头可能会后仰、嘴巴张开,幼童的头则可能会前倾;溺水者一般目光呆滞,眼神无法专注或无法闭上眼睛,在外游泳时看不到正常游泳时有的踢腿动作,并且不会呼救更无法挥手求救。如果婴幼儿溺水场所是泳池、河流等大型水体,除非是会游泳且有施救经验的成年人,不然不可以轻易下水救人。对于上岸之后的溺水婴幼儿,首先清理口腔和鼻腔内的污垢、杂物;然后判断有无自主呼吸、心搏,如果有则送医就诊,如果无则立即采用心肺复苏,而不是倒挂“控水”。

心肺复苏方法如下。

1. 胸廓按压　用单掌、双掌掌根部按压婴幼儿胸骨下半部,操作过程中肘关节要伸直;上半身的重量均匀地、垂直地下压,按压的深度不少于 5 cm 但不大于 6 cm,同时注意不要使用瞬间力量,减少按压中断时间。按压的频率控制在 100 ~ 120 次/min,每次按压之后胸廓完全回弹。若是婴儿则采取双指按压法或双拇指环绕法按压,按压的频率与大龄儿童相同,按压深度控制在 4 cm。

2. 开放气道　对非创伤婴幼儿:一只手在落水婴幼儿前额,用手掌将其额头用力向后推,待其头向后仰之后,把另一只手的手指放在落水婴幼儿的下颌骨处,抬起其下颌。注意不要用力压迫软组织。对颈部疑创伤婴幼儿:将婴幼儿头部置于双手间,用肘部支撑在婴幼儿平躺的平面上,握紧其下颌角后用力向上托。如果婴幼儿嘴巴紧闭,可以用拇指轻轻将其口唇打开。

3. 人工呼吸　对婴幼儿进行人工呼吸时,应口对口或口对口鼻,连吹 2 次,中间让婴幼儿呼出。注意在吹气过程中不要漏气,确保婴幼儿胸廓起伏。

胸廓按压与人工呼吸应交替进行,一般 30 次按压加 2 次人工呼吸为一回合,5 个回合为一周期。等到专业医护人员或救援人员到来后交由救援人员进行。一般专业人员可以判断的心肺复苏的有效指征有:婴幼儿双侧瞳孔缩小;面色、甲床、耳垂等转为红润;逐渐恢复自主呼吸;有规律的心跳、脉搏;开始呻吟等。

六、其他伤害的应急处理

(一)划伤的应急处理

划伤通常是由于刀片、玻璃等尖锐物品致伤或碰撞擦伤所致。如果划伤部位较浅或出血较少,在对伤口进行清洗和常规的消毒后,不要采取任何措施去覆盖伤口,可以涂一些抗生素药膏,避免伤口在愈合过程中感染。

(二)裂伤的应急处理

裂伤是从皮肤表层到皮下深部组织均裂开的损伤。这类创伤比划伤对婴幼儿伤害更大、影响更严重。不同位置的裂伤处理方法稍有差异。

1. 除面部外单纯裂伤　较小的、出血少的伤口可以用消毒药品自己消毒;出血较多的伤口需用干净纱布等直接按压受伤部位止血,注意不要在没有止住血之前就揭开伤口查看情况,这样会加重孩子损伤程度。同时,及时前往医院进一步检查和处理,以免错过最佳治疗期。

2. 面部和颈部裂伤　考虑到婴幼儿面部和颈部位置特殊,损伤后容易影响日后美观,应立刻带受伤婴幼儿前往医院就诊,同时采取局部加压的方法进行止血。

3. 复杂裂伤或特殊部位裂伤　必须马上就医。复杂裂伤注意局部止血,会阴和臀部等特殊部位要特别注意不要私自涂抹药物,应立刻前往医院就医。

(三)刺伤的应急处理

现场急救时,不要直接将伤口内的刺伤物直接拔出,应在保留局部异物的情况下及时就诊,同时应该注意在就诊途中安慰受伤婴幼儿,舒缓情绪,不要给其进食或饮水。

(四)挤压伤的应急处理

(1)创口表面流血,可在清水清洗后用干净纱布包扎,之后用冷水冷敷,减少出血和缓解疼痛。

(2)伤口下血肿呈黑/紫色,要密切关注伤口情况,若伤口未出血可先冷敷后热敷。如可能出现骨折或其他肌腱损伤时应及时就医。

(3)止血方法以及注意事项:婴幼儿的总血量相较于成人来说较小,有的时候哪怕是微小的出血都有可能导致休克甚至更加严重。常用外伤止血方法有以下4种。

1)直接压迫法:选择干净的敷料直接压迫出血面止血,敷料多为干净的纱布。

2)一般止血法:对于出血不多、创面较小的伤口可以先消毒,视情况进行包扎。

3)指压止血法:对于出血较多的伤口,可以用适中的力度压迫出血点的近心端10~15 min。

4)对于玻璃割伤或含有其他异物的创面,建议在用合适敷料覆盖后不要对伤口进行加压,应该尽快就医,不要擅自取出异物。需要注意的是切忌直接用中草药、牙膏、消炎粉等外敷伤口或用棉花、卫生纸覆盖创面,这样会增加伤口清理难度和感染可能。

(五)动物抓、咬伤的应急处理

如果被猫抓伤四肢,首先安抚被咬婴幼儿的情绪,同时可以用止血带绑住受伤四肢;然后用干净的水和肥皂(或20%肥皂水)清理伤口,可以用 H_2O_2 溶液对伤口消毒,再用5%碳酸溶液将伤口处理后及时就医。

如果被狗咬伤注意不要挤压伤口,防止狂犬病毒更快进入神经系统。应用大量干净的水冲洗伤口20 min以上，并且在彻底冲洗后不要用布或创可贴包扎伤口，应按住出血区，压迫10~20 min。对于出血较多、伤口较深的创面，可以用手指触及伤口近心端动脉，压向邻近的骨头以止血。止血后可用碘伏或H_2O_2溶液对伤口消毒，完成后一定要立刻就医，在24 h内接种狂犬疫苗，不要抱有侥幸心理，若就诊后婴幼儿出现发热，伤口肿胀、发红、疼痛加剧、发出难闻气味等情况应及时联系医生或前往医院复诊。

（六）异物入侵的应急处理

1. 异物入眼　异物入眼后，不要用手揉搓，以免异物划伤眼膜。首先让孩子闭眼休息片刻，等分泌出大量眼泪，让孩子慢慢睁开眼睛并且眨几下，一般情况下异物可以被眼泪“冲洗”出。当眼泪无法将异物“冲洗”出来时可将孩子眼睛撑开，用杯子或者注射器装入冷开水或生理盐水冲洗眼睛。但对于不愿意配合的幼儿，这种方法并不适用。以上方法都无效时，应带孩子及时就医，并在医生指导下用药。

2. 异物入耳　当昆虫入耳后，应采取光透法，即在黑暗处用手电筒照射孩子耳孔，昆虫会顺着光线爬出。当水入耳时，可以用脱脂棉球或棉签将水吸出，或让进水一侧的耳道向下，单脚跳跃让水流出，再用棉签或棉签将耳道清理干净。

3. 异物入鼻　异物入鼻时，家长不要直接抓住或拉出鼻内物体，应及时带孩子前往医院。如无法立刻就医，可以让孩子端坐或直立，稍稍张口，父亲或母亲张口紧贴并覆住孩子的嘴，用一根手指压住没有异物的一侧鼻孔，在孩子呼气时猛吹一口气，使异物弹出体外。

气管异物视情况用海姆利希手法、心肺复苏，分别见“窒息的应急处理”与“溺水的应急处理”。

（七）触电的应急处理

用干燥的木棍或其他非导电物品将电线挑开，让婴幼儿远离电源。如果没有类似物品，将触电婴幼儿直接拉开时，施救者必须站在干燥的纸或木板上，不要直接碰触其肢体，也告诫婴幼儿不要用手拉扯。施救者可以拉住婴幼儿的干衣角，拖其远离电源。若触电时间长，婴幼儿出现面色苍白或青紫，甚至昏迷不醒，呼吸、心搏停止，应该立刻拨打急救电话，并分秒必争地进行现场抢救，对其做心脏按压和人工呼吸，直至医务人员达到现场做进一步抢救。

第五章 常见新生儿疾病的诊断与治疗

第一节 新生儿心血管疾病的初步评估

一、概述

(一)危重先天性心血管疾病

先天性心血管疾病在活产儿中的发生率约为1%(主动脉瓣二叶畸形和其他血流动力学改变不明显的病变除外,如非常小的继发孔房间隔缺损和肌部室间隔缺损等)。先天性心血管疾病在婴儿期早诊断和早治疗方面非常重要,因为其可导致死亡或引起严重并发症。患儿病情通常取决于动脉导管的开放,其可维持肺循环或体循环血流。在出生后几天或几周内,随着动脉导管收缩,会出现严重的发绀或进行性心力衰竭等危急重症心血管事件。必须认识到,患有危重先天性心血管疾病的新生儿在出生后24~48 h的体格检查不一定能发现心血管疾病方面的证据。心血管症状可能直到婴儿出院也不会出现。最近在许多医院中常规进行的脉搏血氧饱和度筛查可以大大提高我们在出院前诊断此类患儿的能力,减少漏诊。

在2013年的美国国家生命统计报告中显示,美国有3932181名新生儿出生,这意味着大约有40000名婴儿患有心血管疾病。在25%~30%的心血管疾病婴儿中,至少有10000名被预测患有严重的疾病。在心脏失代偿之前明确诊断对预后至关重要。胎儿超声检查或出生后脉搏血氧饱和度筛查中没有检测出的先天性心脏病婴儿,约70%的患儿在出生后2 d内也未被诊断。这是引起美国新生儿发病率和死亡率较高的原因,随之付出巨大的社会和经济代价。因此,所有照料新生儿的医生和卫生保健专业人员都必须严格评估每一位新生儿危重心血管疾病的可能性。此外,如果有任何迹象表明这种疾病可能存在,就必须尽早做进一步评估。

(二)先天性心血管疾病概述

婴幼儿危重心血管疾病的评估应着眼于新生儿心血管问题的3个主要症状:发绀、

全身灌注减少、呼吸急促。通过仔细的视诊和脉搏血氧饱和度检查可以发现发绀;通过检查四肢末梢发现全身灌注减少;通过观察呼吸频率和模式来发现呼吸急促。先天性心脏病(或不常见的心肌病或心律失常)婴儿必须考虑到有一个或几个这种表现的其他疾病的鉴别诊断。发绀的婴儿几乎不存在明显的呼吸窘迫,但最可能有潜在的心血管疾病。全身灌注减少的婴儿可能是脓毒症或原发性代谢异常,还有一半与心血管疾病相关。婴儿有呼吸急促而无发绀或灌注减少,通常有原发性实质性或间质性肺疾病,但也可能是肺充血型的心血管疾病。呼吸道症状往往是轻微和发展缓慢的,所以出生后几个星期最显著的表现可能不是呼吸窘迫,而是体重增加缓慢。医生应仔细辨别,以便迅速诊断和治疗。此外,临床医生必须认识到从胎儿循环到成熟的出生后循环的转变不是一时的和立即发生的,而是在生命的最初几天或几周内持续发生和发展的,因此需要进行连续的评估,每一次评估都应严格进行。

新生儿心血管疾病的每个基本症状可归因于至少2种病理生理学原因。

1. 发绀　①肺血流量减少。②肺血流量增加,但主动脉转位,例如完全型大动脉转位。

2. 全身灌注减少　①左心梗阻(流入道或流出道)。②无梗阻心脏功能障碍(原发性心肌病或继发性功能障碍)。

3. 呼吸急促/体重增加不良(由于肺血流量过多)　①单纯左向右分流。②左向右分流为主,少量右向左分流。

二、病史

如果围生期病史完全是良性的(例如没有围生期窒息史),那么新生儿发绀、全身灌注减少、呼吸急促更可能是心源性的。

(一)发绀

发绀的病因包括先天性心血管疾病、新生儿肺动脉高压或肺实质内/外肺疾病。先天性心脏病的主要鉴别诊断是新生儿持续性肺动脉高压。在考虑先天性心脏病的诊断时,必须排除持续性肺动脉高压。这两种情况的婴儿往往有轻度或中度呼吸窘迫。原发性实质性肺病引起的婴儿发绀通常伴有严重的呼吸窘迫,需要机械通气,胸部X射线片显示肺实质异常。婴儿持续性肺动脉高压往往有围生期窒息史、有或没有胎粪吸入、婴儿可能小于胎龄或者母亲可能在其出生前几周内服用过非甾体抗炎药,这些可能导致动脉导管的宫内收缩和随后的肺动脉高压。

患有发绀型心血管疾病的婴儿通常有良性出生史,具有正常或接近正常的阿普加评分。动脉导管通常可维持充足的血流量,发绀不明显。婴儿出生后几小时或几天可能会出现发绀,经常在喂养或哭泣时出现发绀。与喂养或哭闹相关的体力活动的增加会增加耗氧量并减少肺血流量,加重发绀。尽管出现发绀,既往可能并不存在呼吸窘迫。低氧血症刺激化学感受器引起轻微的呼吸急促,但呼吸窘迫(例如鼻扩张、打呼噜)通常不存在,因为通气是正常的。对于所有貌似无发绀的发绀型心血管疾病婴儿,应使用脉搏血氧仪准确测量血氧饱和度。

当新生儿哭闹时,右心房压力短暂增加导致卵圆孔少量右向左分流,导致婴儿出现发绀。这种短暂的发绀应与婴儿发绀型心血管疾病进行鉴别,后者也可能在哭闹或喂养时出现发绀。发绀型先天性心血管疾病的患儿虽然在安静时不一定能用肉眼区分发绀,但血氧饱和度测定在任何时候都表现出一定程度的下降,而正常新生儿在安静时具有正常的血氧饱和度。这是重要的鉴别点,应在婴儿安静时测定,如婴儿哭闹测得异常血氧值时应在安静时复查。

(二)全身灌注减少

全身灌注减少的鉴别诊断包括梗阻性心血管疾病和脓毒症心肌功能障碍、血液学异常(贫血和红细胞增多症)或内分泌/代谢紊乱(如低钙血症、低血糖和代谢性酸中毒)。血液学异常与胎盘早剥、双胎输血、胎盘功能不全、过期分娩或小于胎龄儿有关。有家族史的新生儿常有内分泌/代谢性疾病。新生儿患有梗阻性心血管疾病很少有明显的围生期病史。这些婴儿通常在出生后最初几个小时是稳定的,但最终发展为喂养不良、苍白、出汗、呼吸急促、呼吸窘迫。这可能发生在婴儿出生后的3～4周,所以在出院时和出生后一个月的随访中应对婴儿进行仔细评估。烦躁、面色苍白、喂养不良或出汗等细微表现可能反映全身灌注不足。特别值得注意的是,这些婴儿中许多脉搏血氧饱和度测试为正常,除非经动脉导管的右向左分流使去饱和血液流到下肢,并且下肢脉搏血氧饱和度同时被测定。

(三)呼吸急促

呼吸急促在出生后的几天或几周不易被发现,因为肺血管阻力和血红蛋白浓度会在出生后的前6周下降。有些患儿在出生后早期(尤其是唐氏综合征患儿)就表现出明显的分流和呼吸症状,但在这段时间内,没有发绀的症状或全身灌注减少的情况下,呼吸急促常常指向肺部疾病而不是心血管疾病。父母很少意识到婴儿呼吸比正常呼吸快。喂养困难、营养不良和出汗是常见的,杂音可能不存在。因此,一个婴儿不明原因的发育不良,特别是伴有呼吸急促和出汗,就需要考虑先天性心血管疾病的可能性。这些婴儿中许多都能通过脉搏血氧饱和度筛查出来,因此临床医生必须对每个婴儿在出生后的几周连续评估先天性心血管疾病的可能性,而不是仅仅依靠新生儿期评估。

先天性心血管疾病或心肌病的家族史与胎儿的预后有关,因为阳性家族史会增加风险。基因异常越来越被公认为与先天性心血管疾病关系密切。

三、体格检查

(一)脉搏血氧饱和度的筛查试验

所有新生儿均应接受脉搏血氧饱和度筛查,并且这种方式已得到广泛应用。2010年,美国卫生和公众服务部采纳新生儿和儿童遗传性疾病咨询委员会的建议进行普遍筛查,并从该委员会及美国儿科学会、美国心脏病学院和美国心脏病学会中选出一个工作组。美国心脏病学会发表了一份联合文件,概述如何进行脉搏血氧饱和度筛查。截至2016年12月,只有2个州未立法或通过法规规定要进行普遍筛查。在加拿大还没有要求筛查,欧洲只有4个国家(瑞士、爱尔兰、波兰和挪威)有全国性的筛选建议。尽管如此,加拿大和欧洲国家的许多医院已经开始进行筛查,北欧国家的筛查是比较普遍的。

1. 筛查时机　筛查应在出生24 h后进行,如果计划早期出院则应在出院前尽可能晚些筛查。由于新生儿由宫内向宫外环境过渡期间常出现低氧血症,因此出生后24 h内筛查的特异性不及24 h后筛查。

2. 技术　筛查应由有资质的、受过培训的人员进行。血氧饱和度(SpO_2)通过右手(导管前)和任一只脚(导管后)来测量。两个部位的筛查可同时或依次进行。

3. 注意事项　使用耐移动脉搏血氧饱和度分析仪进行筛查。可使用一次性或可重复使用的探头。可重复使用的探头能降低筛查成本,但是必须适当清洁以最大程度降低感染风险。不应在婴儿哭闹或活动时测量,因为会降低信号质量和检测的准确性。此外,当有环境光线干扰、部分探头脱离、电磁干扰、测量部位灌注不良和/或异常血红蛋白病时,脉搏血氧饱和度测定可能无法检出低氧血症。

4. 正常范围　足月新生儿血氧饱和度90% ~100%,早产儿90% ~95%即可,左右肢体血氧饱和度相差不超过3%。

(二)心血管检查

体格检查应系统化。通过每个步骤确定婴儿是否进入特定的表现模式(发绀、全身灌注减少或肺血流量过多)。一旦定义为特定的血流动力学类别,辅助检查有助于确定具体的诊断并为每名婴儿确定最合适的治疗方法。

一般检查包括测量生命体征和观察婴儿。要结合呼吸状态、灌注和皮肤颜色,并与体温、心率、呼吸频率和血压等生命体征一起测量。我们认为脉搏血氧饱和度也是婴儿的重要体征,不仅要作为初始筛查的一部分,而且要包括在过渡循环期间的任何评价中。体重、身长和头围被测量并绘制在生长图上,以帮助确定是否存在生长障碍。与身长和头围相比,出生后体重百分比的下降会增加心血管疾病的可能性。这在肺血流量过大的病变中十分重要。发绀、低灌注、杂音或可辨别的呼吸窘迫可能均不明显。

一般首先观察到的症状是发绀。因为外周血管张力不太稳定,周围性发绀(肢端发绀)在新生儿中很常见。动脉血氧饱和度下降的中心性发绀需要仔细鉴别。因此,应评估血管收缩不明显的血管床,如舌、牙龈和颊黏膜(而不是手、脚或口周区域)。同样重要的是,评估患者在喂养或哭泣的情况下最有可能产生中心性发绀。动脉血氧饱和度不低于85%很难察觉到发绀,并且4~12周龄的婴儿血红蛋白浓度的生理下降使得发现发绀更困难。因此,如果怀疑有任何发绀的问题,应测量血氧饱和度。使用两个脉氧仪同时测量右手和下肢的血氧饱和度是必要的,以评估上、下身灌注情况。血氧饱和度可能存在3%~5%的差异,但多数情况下血氧饱和度差异仅为2%~3%。因此可以调整探头方向,旋转探头再次测量以减少误差。在通常情况下,如果怀疑主动脉弓和弓血管异常,还需要测量耳垂的血氧饱和度。

其次,应仔细评估呼吸状态。单纯发绀的患儿通常仅表现为呼吸急促,但肺动脉压增高和肺水肿在低灌注患者中除了呼吸急促外还引起呼吸窘迫,可以观察到肋间和(或)肋下回缩、鼻翼扇动和呼噜声。全身灌注减少的症状包括皮肤的温度和颜色、血压、脉搏、毛细血管充盈情况。下肢脉搏比腹股沟区更容易触诊。如果婴儿的足背动脉搏动正常,那么下肢的血流不受影响。应同时测量上肢、下肢血压,正常情况下,下肢血压略高于上肢。左锁骨下动脉起源于主动脉峡部,可能会受到缩窄的影响。因此,应同时测量右臂和任一下肢的收缩压。如果脉搏减弱且没有血压差异,则应触诊颈动脉;如果颈动脉搏动增强,则除外右锁骨下动脉从降主动脉异常起源的情况下,婴儿可能患有主动脉缩窄或中断。

外周、头部和颈部应检查与心血管疾病相关综合征的畸形特征,如唐氏综合征、22q11缺失综合征(Di-George综合征)、特纳综合征、努南综合征、威廉姆斯综合征。

确定婴儿是否有发绀、全身灌注减少或呼吸急促后,腹部、肺和心脏的检查有助于定义血流动力学类别。心脏杂音在许多正常婴儿中是常见的,而大约50%有症状的患心血管疾病的婴儿不存在心脏杂音。因此,仅仅是否存在杂音这一项检查没有过多价值,存在非特异性杂音在一名其余检查均正常的婴儿中更不值得关注。然而某些特异性、病理性杂音不容忽视。

肺部检查包括检查呼吸模式、胸部运动的对称性和听诊。由于患儿体表面积小,一侧肺的听诊可能也包括了另一侧肺的通气情况。

心脏检查从胸前触诊开始,以评估右心室压力和容量负荷。与老年患者不同,正常的新生儿有胸骨旁和剑突下搏动,因为新生儿胸骨较薄且右心室壁厚在大多数患有发绀型心血管疾病的婴儿中,胸骨旁和剑突下的搏动增加,这是由右心室压力增高或右心室流出道梗阻或转位的主动脉喷射所致。发绀患者右心室搏动减弱提示右心室流入道梗阻、三尖瓣闭锁或右心发育不良综合征。胸骨旁震颤提示存在室间隔缺损,只有极少数患有室间隔缺损的婴儿在出生时有震颤。然而震颤在发绀新生儿中非常有意义,可提示三尖瓣闭锁伴室间隔缺损的诊断,是唯一的一种心室水平左向右分流的发绀型心血管疾病。有流出道梗阻的发绀型心血管疾病(如法洛四联症),心室水平的右向左分流束方向是朝向后方,从右心室通过左心室到主动脉,因此不存在震颤。左心室心尖冲动在正常新生儿中通常是不明显的,因为右心室位于右前,占主导地位,左心室在后位。扪及左心室搏动通常表明左心室容量负荷增加导致心室腔扩张而向前和侧向延伸。

左心室压力负荷的增加往往不会引起明显的搏动。胸骨上窝震颤提示主动脉瓣或主动脉瓣上狭窄的湍流。听诊应该系统地进行。第一心音价值不大,但在完全性房室间隔缺损的婴儿中可能比正常情况更响亮。第二心音的质量提供了重要的信息,虽然因为心率很快,很难听到第二心音。明显的第二心音的存在,提示肺血流明显增加,这可能提示完全性肺静脉异位回流或大的动静脉畸形。因此,在发绀婴儿中存在分裂的第二心音亢进多提示肺静脉连接异常。大多数发绀婴儿的心音单一,提示肺动脉瓣狭窄或闭锁,或是有主动脉瓣位置异常。

在听到正常的心音后,应评估是否存在喀喇音和奔马律。喀喇音可能很难听到,当其出现时通常提示二叶主动脉瓣或永存动脉干。在严重主动脉瓣狭窄或肺动脉狭窄的患者中,由于瓣膜活动性大大降低,因此不会出现喀喇音。喀喇音常常在心尖部听到,而不是在半月瓣的区域。很少听到收缩中期的喀喇音,但其可见于 Ebstein 畸形或新生儿严重二尖瓣脱垂,如发生在新生儿中的马方综合征。奔马律可能提示新生儿严重的左心室功能障碍。

心脏杂音的听诊可以根据杂音的特征来确定特定的诊断。首先要确定其位置来源。高频声音的传播距离远低于低频声音。杂音的响度并非决定性的,因为大多临床医生认为低频部分比高频部分更响亮。因此,如果在左腋下听到杂音的最高频部分时,其可能源于心外,并且可以做出新生儿外周肺动脉狭窄的诊断。除了杂音的来源,杂音频率变化还可帮助确定杂音量。注意跟随杂音的传导,如果在杂音降低后频率又再次增加,则很可能存在第二收缩期杂音。

杂音的频率反映湍流程度,它与压力梯度直接相关。高频杂音表示高压梯度,低频杂音表示低压梯度。舒张中期杂音是很难听到的,因为它们的频率很低。而半月瓣关闭不全引起的舒张早期杂音压力梯度较大,杂音在容易听到的频率范围内,因此易被察觉。因此没有明显呼吸窘迫的新生儿如果听到半月瓣关闭不全的杂音,诊断通常是永存动脉干。狭窄的主动脉瓣和肺动脉瓣在出生时杂音较轻。如果新生儿除了半月瓣关闭不全的舒张期杂音还有严重的呼吸窘迫,诊断有可能是肺动脉瓣缺如综合征。在这种病变中,患者高度扩张的肺动脉压迫支气管,导致严重的呼吸窘迫。肺动脉瓣缺如综合征的心内病变多为轻型法洛四联症,而肺动脉瓣缺如会导致杂音的特征性改变。最后我们还要认识到,在大的室间隔缺损或房室间隔缺损的新生儿中,出生后最初几天内通常不会出现杂音,因为肺血管阻力相对较高使得缺损处的分流量较低。

腹部检查包括叩诊和触诊。确定肝脏大小的触诊是很重要的,因为肝脏增大常常是右心房高压或是由于过量的肺血流量而增加循环容量的标志。肝脏和胃的位置颠倒存在于内脏异位综合征患者中，并且有助于定位诊断。

四、辅助检查

（一）动脉血气分析

如前所述，现在几乎所有新生儿出生后1～2 d均会通过脉氧仪来测量血氧饱和度。至少应该测量一只脚，而许多医疗中心也会测量右手。在新生儿有任何异常提示心血管疾病时，应测量右手和一只脚的血氧饱和度，若有异常应做进一步检查，包括测量动脉血气。对于任何有呼吸窘迫的婴儿测量动脉血气也很重要，即使脉搏、血氧饱和度是正常的。动脉血气不仅明确动脉血中的氧含量，而且明确氧债的程度和婴儿通过减少 CO_2 来补偿代谢性酸中毒的能力，这在可能存在全身灌注减少的患者中尤为重要。

（二）心电图

除了心律失常，心电图对新生儿心脏缺陷的诊断价值有限。心电图正常不能排除新生儿心血管疾病。胎儿右心室占优势，在正常新生儿中也存在右心室肥大表现：电轴右偏，右胸前导联高R波和直立T波，间隔Q波更偏离，位于 V_5 和 V_1 之间。完全型大动脉转位、主动脉缩窄、法洛四联症等心血管疾病患儿出生时心电图正常。直到出生后5～10 d，当正常婴儿右心室肥厚的表现消退时（T波在右胸前导联倒置），这些患者的心电图才表现出异常。然而，在某些情况下，特征性的心电图可以有助于诊断某些特定的疾病。

（三）胸部X射线

胸部X射线提供有关心脏大小和轮廓、肺血流量和肺实质的信息。胸腺阴影的缺失提示胸腺缺如，向右偏移的气管和没有右侧脊柱轮廓提示右位主动脉弓，这都有助于22q11缺失综合征的诊断。肺主动脉的错位（如完全型大动脉转位）或发育不良（如法洛四联症）使左上纵隔的正常凸处消失。其他与心脏轮廓或大小异常相关的缺陷包括大动脉左转位、永存动脉干和Ebstein畸形等。

出生时肺血流量的增加通常难以通过常规的胸部X射线来评估，因为即使在肺血流量是全身血流的3～4倍时，肺血管也不会增粗。只要远端血管发育良好，小的近端血管就可以传导大量的血液。直到数天或数周后，动脉才会随着血流的增加而增粗。相反，肺静脉充血可在出生后很快被发现，因为肺血流量急剧增加。当左心严重梗死时，增加的肺循环血流量迅速增加肺静脉压力，如完全性肺静脉异位引流伴梗阻在出生后数小时内会有静脉淤血和肺水肿征象。

（四）超声心动图

超声心动图是诊断新生儿心血管疾病的主要手段。为了理解病理生理学并提供最好的护理，关键是要仔细评价并综合每一条信息以建立对疾病的充分理解和评估，而非仅仅关注影像。二维超声心动图清楚地显示心脏和中央大血管的解剖结构,即使为最小的早产儿也是如此。通过彩色多普勒显示血流是评估房间隔、主动脉-肺动脉间隔和肺静脉的重要手段,单纯二维成像可能无法识别这些细小结构。

脉冲和连续多普勒获得心脏和大血管的生理学信息超过二维成像。例如,可以从伯努利方程估计峰值瞬时压差$\Delta P=4 \cdot v^2$。其中P是以毫米汞柱(mmHg)为单位的压差,v是用多普勒研究每秒测量的速度。这个方程是基于通过刚性管中的离散变窄的非脉动流。因此,多普勒估计的压差仅是近似值。如果阻塞相对较长或结构的几何形状不是线性的,则梯度常常被多普勒方程高估。从平行处获得大于30°角的速度往往低估了速度,从而低估了压差。虽然有这些局限性,但是多普勒研究对于估计其他非侵入性方法无法获得的腔室和动脉的缺陷和压力的严重程度是非常有价值的。右心室收缩压可通过三尖瓣关闭不全的峰值瞬时多普勒速度来估计,这与右心室和右心房的收缩压峰值差相关。此外,心室跨隔流速描述左、右心室之间的峰值收缩压差估计值。肺动脉平均压可以通过肺动脉瓣关闭不全的反流速度来估计。多普勒研究也有助于评估非心脏疾病患者。例如,可以估计新生儿肺动脉高压患者的右心室压力和肺动脉平均压力。

在某些情况下,磁共振成像和磁共振血管造影可以非常有助于定义解剖学和生理学。这些成像技术特别适用于定义心外和大血管解剖。磁共振成像可能是评估婴儿主动脉缩窄、主动脉弓中断和肺静脉畸形连接的重要组成部分。随着技术的改进,这些技术的应用越来越广泛,以提供关于婴幼儿血流、心室容积和功能以及压力梯度的准确信息。

(五)其他器官系统的评估

约25%的先天性心血管疾病新生儿存在其他器官系统异常,新生儿危重先天性心血管疾病的发生率较高。因此,评估其他可能相关器官(如已知的遗传综合征、先天性多器官畸形综合征)或正在接受介入导管或手术的婴儿的主要器官功能非常重要。所有危重先天性疾病的新生儿应在治疗前进行头部和腹部超声检查和血常规,肝、肾功能,凝血功能等的实验室检查。

五、治疗

对于先天性心血管疾病患者及时开始药物治疗对预防和(或)逆转临床恶化是必要的。对心血管疾病的足月儿或早产儿的一般处置方法应遵循危重症(或潜在危重症)婴儿的常规治疗指南。呼吸机使用、液体和电解质管理、监测、维护适宜环境及新生儿的一般支持护理的具体细节不在本书的范围内,在此不再赘述。然而,回顾一些与婴儿心血管疾病相关的指导方针是有用的。关于具体的医疗和手术护理更详细的信息在具体疾病和术后护理的章节中进行阐述。

(一)吸氧

在没有充分考虑治疗目标和可能的不利影响时,对已知或怀疑心血管疾病的婴儿可能会先用到吸氧。与任何治疗一样,合理使用氧必须建立在健全的病理生理学原则上,包括设定疗效和毒性目标。但在危重先天性心血管疾病患儿中,给氧可能有害。

根据特定的病理生理学,新生儿心血管疾病可能倾向于肺血管床的过度循环,这可能会因为给氧而加剧。如下文所述,许多患有危重先天性心血管疾病的新生儿接受前列腺素 E_1(PGE_1)以维持导管通畅。PGE_1 使具有单心室循环的婴儿肺血流量增加,例如室间隔完整的肺动脉闭锁、通过动脉导管未闭供血、左心发育不良综合征、肺动脉依靠心脏前向供血。在这种情况下,肺循环与体循环血流的平衡由肺和全身血管床的相对阻力决定。出生后肺血管阻力的正常下降是通过 PGE_1 的血管扩张作用增强的。肺的过度循环发生会导致全身灌注不足。肾灌注不良导致尿量下降及全身灌注减少(代谢性酸中毒或皮肤灌注减少)。在这种情况下常见的反应是增加吸入氧分数,以试图"正常化"血氧饱和度或动脉氧分压。然而,这种反应几乎都会导致情况进一步恶化,因为它会导致进一步的肺血管扩张和全身血管收缩,因此,给氧可能导致进一步增加肺血流,并以减少体循环灌注为代价。

采取适当的措施来减少肺部血液并增加全身血流量,可以减缓恶性循环的发展。在20世纪七八十年代,接受低血氧饱和度以维持有效的全身循环并限制肺血流量通常更好。必须记住,在确定全身氧输送时,全身血流量和血红蛋白浓度与动脉血氧饱和度一样重要。输注红细胞将增加全身氧输送而不受氧引起的肺血管扩张的有害影响。

在怀疑有心血管疾病的患者中,有时会进行氧激发试验。这种方法对于诊断帮助较小,并可能促进动脉导管收缩,对新生儿与不明原因导管依赖性心脏病是有害的。如果进行,应在几分钟内完成,同时应通过脉搏血氧饱和度仪监测上、下肢血氧饱和度,如果血氧饱和度显示为97%或更高,则应抽取上肢的动脉血以测量动脉氧含量。

(二)机械通气

以发绀为主要症状的婴儿的机械通气通常是不必要的。如果动脉血气显示充分的自主通气,那么插管和机械通气通常不会显著改善氧合作用。肺静脉血已经完全饱和,患儿的发绀不是因为肺功能差,而是由于心脏疾病引起的异常血流模式。相反,机械通气和镇静对于婴儿全身灌注减少和全身氧输送不足是非常有益的,因为减少呼吸工作也减少氧消耗。此外,全身灌注减少与肺静脉压力增高和肺泡水肿相关,这可以通过正压通气逆转。

虽然通常需要维持正常的酸碱和电解质状态来改善心脏功能,但在某些情况下可能允许 PCO_2 升高(可接受的高碳酸血症)。这种策略在通过肺血管收缩来控制肺-全身血流比率方面比较有用。

婴儿通常需要间歇性镇静以达到适当的通气控制，有些甚至需要用肌肉松弛剂。监测呼吸机状态、血气、尿量和临床检查对接受机械通气的心血管疾病新生儿是非常重要的。

（三）液体治疗

在管理患有先天性心血管疾病的新生儿时，要特别注意液体状态和尿量。一般来说，在出生的第一天或第二天，患有先天性心血管疾病与没有先天性心血管疾病的婴儿表现出相同的液体、葡萄糖和电解质需求。然而，根据特定的疾病，液体和电解质的管理可能会发生显著的变化。例如，单心室或大的非限制性室间隔缺损和无肺动脉狭窄的婴儿，随着出生后肺血管阻力的下降将表现出越来越大的左向右分流。因此，心力衰竭的体征和症状可能是由于肺血流量增加、心脏输出减少和代偿性水钠潴留所致。采用自由限水和利尿疗法可减少全身钠和水潴留。轻度低钠血症的发生并不少见，不应增加额外的钠。相反，这很可能是由于水潴留造成的稀释，并且应该进一步减少水的摄入量。与低钠血症相反，低钾血症和低钙血症应增加钾和钙的补充治疗。低氯血症可能会损害利尿剂的功能，应补充，但不能用含钠液。如果存在严重代谢性碱中毒，可以给予碳酸酐酶抑制剂。必须监测尿量、血电解质和体重，并用于指导水和电解质的管理。在出生后的最初几天和几周内，需求可能会迅速变化，因为循环模式和血流动力学在这段时间内可能发生很大变化。因此，随着病情的变化不断地重新评估和修改治疗是很重要的。

正如氧疗一样，在新生儿危重心血管疾病的治疗中必须从生理角度仔细考虑液体复苏。将大量液体给予低血压婴儿可能是有害的。与低血容量或感染性休克不同，全身灌注减少的婴儿的静脉压力通常会增加，而不是减少。全身灌注减少是由心肌功能受损或左心梗阻引起的。在这两种情况下，新生儿肺静脉压力增加会导致肺动脉压力显著增加。随后的右心室压力升高伴随着氧递送到心脏，导致继发性右心室衰竭和右心房压力升高。在右心房和左心房压力升高的情况下，液体复苏可能是非常有害的，其会增加肺间质液并且进一步扩张已经扩张的右心室，导致更严重的心力衰竭。存在心力衰竭的新生儿可能是由先天性危重心血管疾病引起的，临床医生必须通过触诊肝脏并寻找肺水肿的证据来评估充盈压力。如果发现静脉充盈压力增加，则过量的液体给药是禁忌的；应考虑其他改善氧气输送或减少氧需求的措施（机械通气，静脉滴注血管舒张药、PGE_1、碳酸氢盐、钙等）。

（四）PGE_1

PGE_1 治疗新生儿危重先天性心血管疾病的疗效优于其他治疗方法。动脉导管通常在出生后不久就关闭，但许多严重的心血管缺陷需要动脉导管通畅来维持肺动脉或全身血流。虽然氧是导致导管闭合的主要原因，但大多数发绀患者出生后第一天动脉导管就会收缩。因此，维持导管通畅对于治疗患有导管依赖性心血管缺陷的婴儿的健康生存是必要的。PGE_1 是在大多数情况下的初始治疗药物。其适当使用不仅可以救命，而且还可以赢得仔细诊断、评估和制订合理治疗计划的时间。用 PGE_1 开始治疗的决定通常并不是很困难。肺动脉流出道梗阻（如严重肺动脉狭窄或肺动脉闭锁）或由于梗阻性主动脉血流而引起的体循环血流灌注不足（如临界主动脉狭窄、主动脉缩窄或主动脉弓中断、左心发育不良综合征）是两个常见适应证。

导管依赖性肺血流的婴儿普遍存在严重的低氧血症。与患有肺部疾病的婴儿相比，他们的呼吸工作很少有显著的增加，动脉 PO_2 在给纯氧后没有显著增加。PGE_1 的输注应在任何怀疑有发绀型先天性心血管疾病的婴儿出生后 2 周开始。导管依赖性体循环血流的婴儿通常在出生后 3 ~ 14 d 就有心源性休克的迹象。在这些情况下，扩张动脉导管可以促进右心室灌注降主动脉。一般来说，任何小于 2 周龄的新生儿表现为休克、脉搏减少、心肌水肿和（或）肝大都应被认为是 PGE_1 治疗的候选对象，确诊前就应该开始治疗。一般来说，在可能患心血管疾病的婴儿中，先进行 PGE_1 治疗，然后再转诊到一个三级治疗中心进行更确切的诊断和治疗。如果进一步评估发现婴儿没有结构性心血管疾病，那么可以停止 PGE_1 输注。

此外，大动脉转位的婴儿通常需给予 PGE_1 以增加肺血流量。在这种情况下，增加左心房容量促进左向右分流，可增加全身氧合。因为它产生了一个左向右占主导地位的分流，需要适量的心房水平分流，肺水肿或随之发生。如果左心房高压，如影像学提示肺水肿或经多普勒检查提示限制性心房间的高速分流，则有球囊房间隔造口术指征。

如果新生儿被怀疑有结构性缺陷，无论是肺动脉还是全身血流取决于动脉导管或完全型大动脉转位，应立即开始输注 PGE_1。要时刻注意 PGE_1 的潜在不良反应，管理其风险。PGE_1 主要的风险是低血压，可以用药物输注（如具有血管收缩性的多巴胺）改善，通气不足可以通过插管和机械通气来治疗。这两种治疗方式必须在使用 PGE_1 的机构中获得。

PGE_1 的作用是维持动脉导管通畅并可以扩张最近收缩的导管。虽然 PGE_1 已经被证明能够在出生后 100 d 内在左侧梗阻性病变中打开动脉导管，但它不会打开解剖上关闭的导管，因此，在年长婴儿中往往不会有效。小于 2 周龄的婴儿是治疗的首选，但年龄大于 4 周龄的婴儿可能不会受益。2 ~4 周龄婴儿开放动脉导管是可能的，但成功率明显低于新生儿。如果动脉导管在使用最大剂量 PGE_1［0.10 μg/(kg · min)］1 ~2 h 没有再开放，那么动脉导管就不太可能打开。应立即停止输注，同时考虑紧急外科手术或导管干预。

（五）血液学治疗

新生儿先天性心血管疾病很少伴有血液疾病。但有几个方面值得考虑。

因为所有新生儿都有移植物抗宿主病的风险，输血如果不从一级或二级亲属捐赠的话，建议他们接受辐照血，所有新生儿都应该接受巨细胞病毒阴性的血液，并且尽可能接受少于5 d的输血。应特别注意婴儿22q11.2缺失综合征(DiGeorge综合征),由于胸腺缺如,其免疫功能异常。如果已知或怀疑22q11.2缺失综合征的婴儿需要输血治疗,所有血液制品都应在给前进行辐射,以减少移植物抗宿主反应。特别重要的是,心脏严重结构缺陷的新生儿如果需要进行紧急手术,遗传学和染色体分析的结果可能无法在手术前明确,但也必须遵循这些建议。对于伴有22q11.2缺失综合征的心脏畸形的婴儿(如主动脉弓中断、动脉干、主肺动脉起源异常、法洛四联症,尤其是伴有肺动脉闭锁或肺动脉瓣缺如),发绀型先天性心血管疾病可能与继发性血液学异常(如血小板减少症)有关,但病情一般不会进展。必须注意,发绀的婴儿特别容易缺铁,但血红蛋白和红细胞比容值可能不足以做出这种诊断,因为发绀的婴儿贫血,其血红蛋白和红细胞比容值多数在正常范围内。测量平均红细胞体积或血清铁蛋白水平可能是有用的。即使没有贫血,缺铁也会使患儿易患血栓和脑血管意外(原因尚不完全清楚)。在几乎所有未经治疗的症状性心血管疾病的婴儿中全身氧输送均受损,因此婴儿应在出院时接受铁剂补充治疗,除非有具体原因不支持。

(六)缺氧发作的识别与处理

婴儿法洛四联症和其他类型的具有相似的病理生理学的先天性心血管缺陷有缺氧发作的风险。这些发作在新生儿期是罕见的,但可能发生在出生几个月后。缺氧发作的特征是发绀加重和异常的呼吸和意识水平改变,通常以烦躁和哭泣开始。表现出发绀程度增加,呼吸迅速,偶尔疲乏。若未经治疗,婴儿可能会出现嗜睡和意识丧失。在发作时,肺动脉狭窄的收缩期杂音变得非常轻或完全消失。随着病情恢复,杂音再次恢复。这些结果与肺血流量的急剧减少和右向左分流幅度的增加是一致的。

缺氧发作的初始治疗包括将婴儿置于膝胸体位(这增加了全身血管阻力,迫使更多血液流向肺部)、给氧和吗啡(如果静脉穿刺成功,0.1 mg/kg皮下注射或静脉注射),这些措施一般足以起效。如果婴儿无反应或缺氧,应开始输注晶体和血管升压剂(如去甲肾上腺素),这些措施能增加前负荷(从而增加心室输出)和全身血管阻力,以减少右向左分流。如果这些措施后症状仍然不缓解,则应该开始输注短效β-肾上腺素能受体阻滞剂(如艾司洛尔),通过各种机制降低发作的严重性和持续时间,减少氧消耗、降低心率(然后增加每次心搏的前负荷)和心室压力产生的速率(从而增加在早期喷射时阻塞的程度)。如果所有努力都无效,则应该做好急诊外科手术准备,进行麻醉和机械通气。

第二节 发绀型先天性心脏病

发绀是新生儿先天性心脏病患者最常见的临床表现。没有呼吸窘迫的发绀新生儿的发绀多由心脏的结构性异常引起,因为肺部因素引起的发绀通常有严重的呼吸窘迫。

在这一节中,我们主要回顾引起新生儿发绀的先天性心血管缺陷。

一、发绀的病理生理学

(一)氧输送

充足的氧气供应是满足身体正常代谢需要的关键。输送到组织的氧气量取决于全身血流量、血红蛋白浓度和血红蛋白氧饱和度。出生时,耗氧量增加了将近3倍,以满足呼吸、进食、消化和体温调节的能量消耗。出生后,全身血流量至少增加1倍,全身动脉血氧饱和度从75%增加到95%。因此,耗氧量增加,氧气输送也同时增加,正常婴儿氧储备的能力仍然很大。氧的摄取率约为30%,因此混合静脉血氧饱和度为65%~70%。相比之下,患有发绀型先天性心脏病的新生儿不能增加全身动脉血氧饱和度,而且血氧饱和度通常在出生后不久就急剧下降。因此,这些婴儿存在体循环供氧不足的风险,如果不治疗,可能导致无氧代谢、代谢性酸中毒和死亡。

(二)发绀型心血管疾病的血流动力学类型

肺血流量减少和大动脉转位是导致发绀型心脏病新生儿血氧饱和度显著降低的两个主要因素。在正常的血液循环中,所有低血氧饱和度的体静脉血都通过右心系统流向肺动脉,因此体静脉和肺动脉中的血氧饱和度相等。血液在肺毛细血管床中摄取氧气并通过肺静脉返回心脏时,此时血液氧饱和度近乎饱和。然后肺静脉血通过左心至主动脉。因此,肺静脉和主动脉血氧饱和度相同,且肺循环血流量等于体循环血流量。

在肺血流量减少时,体循环静脉血返回右心房,但部分血氧未饱和的血液并未进入肺动脉摄取氧气,而是进入左心和主动脉,并与回流的肺静脉血混合,导致全身动脉血氧饱和度降低。此外,一部分肺静脉血返回肺部(例如通过动脉导管),并且不促进氧摄取。“有效的肺血流量”定义为输送到肺动脉摄取氧的体静脉血的容积,并与主动脉中的血氧饱和度成正比。在大动脉转位的情况下也会出现发绀,但是在这种情况下,肺血流量正常甚至增加。例如,当主动脉转位至右心室时,大部分体循环静脉血射入主动脉。根据肺动脉的位置和是否有室间隔缺损,肺静脉回流血以不同比例分别射入主动脉和肺动脉。大动脉转位中最常见的类型是完全型大动脉转位,如果室间隔连续完整,所有的肺静脉血都流回肺动脉。肺血流量虽然正常,但未回至体循环,患儿无法存活。能否存活的关键在于至少部分肺静脉血进入主动脉,因此分流必然产生于心房水平(分流自左心房穿过卵圆孔进入右心房,进而进入右心室,然后流入主动脉)、动脉水平(动脉导管)或两者兼有。卵圆孔或动脉导管通畅是存活的关键。在两者同时存在的情况下,通过动脉导管的左向右分流增加了肺血流量,使左心房容积和压力增加,促进了左向右心房分流。

因为心室-动脉连接错误,大动脉转位被称为心室-动脉连接不协调。在简单的完全型大动脉转位中,心房-心室连接一致,因此右心房通过三尖瓣与解剖右心室正常连接,而左心房通过二尖瓣与解剖左心室正常连接。当心房-心室连接不一致时，右心房通过二尖瓣连接到左心室，而左心房通过三尖瓣连接到右心室。如果房室连接不一致和心室动脉连接不一致同时存在，则血流模式正常，这种情况常被称为矫正型大动脉转位。矫正型大动脉转位是更合适的术语，因为该疾病的胚胎学异常是原始心脏管不能旋转到向右（D-100p）位置，反而旋转到向左（L-100p）位置。作为独立的畸形，矫正型大动脉转位在婴儿中不会引起症状，但是通常存在相关的心血管缺陷。

（三）发绀型心血管疾病的临床表现

发绀是患有心血管疾病的新生儿查体时可能发现的重要体征和主要的临床症状。如果发绀没有被发现，患有先天性心血管疾病的新生儿可能会出现快速且严重的心血管失代偿表现。在其他章节初步讨论了发绀的表现，但是发绀型先天性心血管疾病的关键特征如下。

（1）全身性动脉低氧血症，临床表现为中心性而非周围型发绀。

（2）因为动脉导管的开放，发绀一般不会在出生后立即出现，特别是在肺血流量减少的婴儿中。

（3）如果合并轻、中度贫血，发绀可能并不明显。如果婴儿动脉血氧饱和度超过85%，发绀也难以用肉眼发现。因此如果怀疑存在发绀，均应通过脉氧仪对新生儿进行筛查试验，也要考虑中心性发绀的可能性。

（4）上半身和下半身的血氧饱和度可能不同。如果动脉导管开放，则升主动脉和降主动脉可能接收不同心室的血液。经皮血氧监测应在右上肢进行，因为右侧上肢由右锁骨下动脉供血，右锁骨下动脉从升主动脉接收血液，极少起源于降主动脉。对侧足部血供来自降主动脉。上半身和下半身血氧饱和度的差别有助于识别具体的发绀型先天性心脏病。

（5）患有发绀型心脏病的婴儿因缺氧而呼吸急促但很少有呼吸困难，动脉血二氧化碳分压通常因为过度通气而降低。因此，不易与原发性肺疾病相混淆。

二、引起肺血流量减少的畸形

右心/肺动脉血流受阻或三尖瓣/肺动脉瓣严重反流会导致肺血流量减少。其中梗阻性病变远比瓣膜反流性病变更为常见。在肺血流量减少的畸形中，因为卵圆孔未闭或存在室间隔缺损，一部分体静脉血从右心房通过卵圆孔分流至左心房，与肺静脉血混合；或者心室水平存在右向左分流，这些均会导致主动脉血氧饱和度减低。因为梗阻或反流经常发生在动脉导管的近心端，即使动脉导管血流通畅，上、下肢的血氧饱和度也基本一致。这一点非常重要。

（一）胎儿生理学原因

在胎儿时期，没有室间隔缺损的右心室流入道或流出道梗阻可导致大量血液难以进入右心室而穿过卵圆孔进入左心房。在三尖瓣闭锁或肺动脉闭锁合并室间隔完整的极端情况下,所有体静脉血均通过卵圆孔回流。因此,胎儿卵圆孔直径异常增大。出生后,重要的心房间交通通常存在。该缺陷最初是卵圆孔过度延展,卵圆孔瓣不能充分贴合卵圆孔,导致卵圆孔未闭。出生后,心房间血液交通的存在进一步使卵圆孔难以闭合,体静脉血回流至左心是通畅的。然而,在少数情况下卵圆孔较小,需要紧急行卵圆孔扩大术以维持循环。

在这种情况下,因为体静脉血通过卵圆孔流入左心房,使得左心室接受了更多的静脉血回流。冠状动脉和上半身接受正常量的心室射血,多余的血液通过主动脉弓和峡部到达降主动脉。这就使主动脉峡部扩大,主动脉不发生缩窄。这是比较重要的表现,以此可与一些复杂的大动脉转位畸形相区别,后者可能存在主动脉缩窄。

存在室间隔缺损的肺血液回流受阻的婴儿,通过卵圆孔的血流没有增加。例如,在法洛四联症患者中体静脉血回流至右心室后,一部分血液通过主动脉下室间隔缺损分流入升主动脉而非完全进入肺动脉。因此,通过升主动脉和主动脉弓的血流量增加,并且再一次降低主动脉缩窄的可能流入道梗阻导致肺血流量减少。

(二)流入道梗阻

在发绀型先天性心脏病婴儿中,对于右心室搏动情况的评估非常有用。在正常情况下,于胸骨低位或剑突下可触及右心室搏动,因为胎儿期右心室是主导心室且位于前方,胸骨相对柔韧。在右心室流出道梗阻、大动脉转位或新生儿持续肺动脉高压的情况下,右心室搏动正常或增强。然而,如果存在流入道梗阻,右心室不能正常充盈,从而不能正常射血,这时右心室搏动减弱。因此,新生儿发绀时右心室搏动减弱有助于诊断,可确定为少数有右心室流入道梗阻的缺陷,详见下述。

1. 三尖瓣闭锁

(1)解剖学和生理学:在三尖瓣闭锁畸形中,三尖瓣没有正常发育导致瓣膜闭锁,血液自右心房流入右心室完全受阻。因此,所有体静脉血通过卵圆孔/房间隔缺损到达左心房和左心室。由于可能合并不同程度的右心室发育不良,绝大多数三尖瓣闭锁合并存在室间隔缺损,因此,在胎儿期,血液从左心室通过室间隔缺损流向右心室和肺动脉,改善了右心室的发育。大动脉发育一般正常,少数情况存在完全性大动脉转位时,肺动脉发自左心室,因此肺血流量增加。体循环血流量取决于室间隔缺损的大小,甚至可能发生主动脉缩窄。

(2)临床表现:体格检查显示,动脉导管越趋于关闭,发绀就越严重(除非存在巨大的室间隔缺损和充足的肺血流量),四肢血氧饱和度相同,患儿可能存在呼吸急促但不存在呼吸窘迫。外周血管搏动和灌注正常,其余的非心脏检查通常无特异性体征。右心室搏动减弱是指向这一诊断的重要表现。更重要的提示是震颤,如果室间隔缺损为限制性,那么血液从左心室向前流入右心室时可能会出现震颤。这是发绀新生儿诊断三尖瓣闭锁的依据,因为在其他发绀型先天性心脏病合并室间隔缺损的疾病中,血液从右心室向后流入左心室,不会存在震顿。第一心音正常,无额外心音或心音分裂。第二心音性质取决于相关的畸形。第二心音一般正常,但如果经室间隔缺损和肺动脉瓣的分流量大,则会出现第二心音分裂。然而,婴儿出生时心率较快,很难听到第二心音分裂。如果存在大动脉转位,第二心音的主动脉瓣部分可能是响亮的,室间隔缺损或右心室流出道梗阻也会导致杂音的出现。

(3)辅助检查:根据临床表现,通常可以将这些婴儿的诊断确定为由右心室流入道梗阻的疾病引起的发绀。辅助检查通常可以鉴别三尖瓣闭锁和室间隔完整的肺动脉瓣闭锁,并确定是否存在大动脉转位。

胸部X射线片显示大动脉转位时纵隔影变窄,大动脉关系正常时纵隔影大多正常。

心电图通常显示右心房扩大和右心室收缩力降低,在室间隔完整的肺动脉闭锁时心电轴向量向下,心电向量环顺时针方向转位,而在大动脉关系正常的三尖瓣闭锁时心电轴向量向上,心电向量环逆时针向转位,电轴位于0°~-60°。三尖瓣闭锁和大动脉转位的婴儿可能与肺动脉闭锁的患儿有相似的电轴(0°~+90°)。

超声心动图可以明确诊断。房室沟、右心房与右心室之间未见三尖瓣组织。在大多数情况下,右心房血顺欧氏瓣直接通过卵圆孔(或房间隔缺损)进入左心房。对于三尖瓣闭锁的患儿,需要仔细评估房间隔缺损的大小、右心室和右心室流出道的发育情况、大动脉的关系、动脉导管的通畅性等。

(4)治疗策略:三尖瓣闭锁的患儿被认为只有一个功能性的单心室,因为右心室没有流入道,不能作为独立的射血心室。因发绀严重,大多数婴儿出生后需要尽快行体肺动脉分流术。一些医疗中心通过介入的方法在动脉导管内放置支架而不是通过外科手术行体-肺动脉分流术来改善肺血流,而后再行双向 Glenn 分流术(上腔静脉肺动脉连接)和改进的 Fontan 手术。

存在室间隔缺损的三尖瓣闭锁患儿具有发育相对良好的右心室和肺动脉瓣,他们只有轻微的发绀,可能不需要行体-肺动脉分流术。如果肺血流量很多,还可能需要行肺动脉环缩术。在少数情况下,当肺动脉有梗阻时肺血流量适当,因而在刚出生的头几个月不需要手术。新生儿期之后,这些婴儿需要分期行单心室手术。伴有大动脉转位的婴儿经常发生功能性主动脉瓣下梗阻(限制性球室孔),可能需要在行双向 Glenn 分流术或改良 Fontan 手术时进行 Damus-Kaye-Stansel 手术。

2. 室间隔完整的肺动脉闭锁伴右心室发育不良

(1)解剖学和生理学:第二类右心室流入道梗阻性疾病表现为三尖瓣有发育但严重发育不良。这与肺动脉瓣闭锁引起的右心室发育不良有关。出生后,肺动脉血流完全依赖于动脉导管。由于右心室流出道梗阻,右心室收缩压通常显著高于体循环收缩压。由于右心室腔内高压,右心室腔与冠状动脉在胚胎期的连接可能作为冠状窦持续相通。这些连接可能导致低饱和度血液灌注心肌，这些冠状窦不与近端冠状动脉连接，或者与冠状动脉连接但是有严重的开口狭窄。在这些情况下，部分冠状动脉循环依赖于右心室的灌注，这增加了因心肌缺血而死亡的风险。

(2)临床表现：体格检查显示，婴儿在出生后数小时内出现青紫，四肢血氧饱和度相同，外周血管搏动和灌注正常。该疾病很少有重要的非心脏的临床表现。虽然右心室产生的收缩压远远超过主动脉压，但右心室搏动通常会减弱，因为右心室只接受和射出非常少量的血液，其第一心音正常，第二心音单一，响度正常，没有额外的心音或杂音。偶尔出现杂音，杂音通常是由动脉导管未闭或三尖瓣反流引起。

(3)辅助检查：胸部 X 射线片显示心脏轮廓较小以及正常的纵隔，与大动脉关系正常的三尖瓣闭锁类似。

心电图显示右心室电压可能降低，也可能正常或增加，具体取决于右心室壁的质量。与三尖瓣闭锁患者相比，三尖瓣闭锁的心电图电轴为+60°～+90°；这是两种疾病的重要的区分点。

超声心动图通常显示较小的三尖瓣环和明显肥厚的右心室。右心室收缩幅度降低并通常伴有右心室心内膜纤维化。右心室流出道未见血流，心室水平右向左分流。彩色多普勒超声心动图可显示心肌壁内的冠状窦血流。需要测量三尖瓣和右心室的大小，并初步评价有无右心室依赖性冠状动脉循环，后者可以通过心导管术明确诊断。

(4)治疗策略：此类治疗非常困难和复杂，需要个体化。主要的问题是，如果疏通了右心室流出道梗阻，三尖瓣和右心室是否能够发育到足以支持部分或全部肺循环，还是以功能性单心室而接受治疗，或必须行双心室修复还是单心室修复的问题。在许多患者中，三尖瓣发育过小，从而阻碍了它在循环中应该发挥的正常作用与右心室发育正常的肺动脉闭锁患者相比，两者治疗策略既有相似又有不同；在三尖瓣和右心室中度发育不良的患者中，建立右心室和肺动脉之间的连接会促使三尖瓣和右心室发育。除了右心室流出道重建外，可能还需要行体-肺分流术，以确保足够的肺血流量，至少在短期内如此。对极度发育不良的右心室、依赖右心室的冠状动脉循环或右心室在解除右心室流出道梗阻后也不能充分发育的患者，应该作为功能性单心室治疗。他们需要行体-肺分流术（或动脉导管内的支架），下一步进行双向 Glenn 分流术和改良 Fontan 手术。

（三）流出道梗阻

1. 室间隔完整且右心室发育正常的肺动脉闭锁

(1)临床表现：出生后数小时内出现发绀，四肢血氧饱和度一致。存在轻度呼吸急促，但无呼吸窘迫。脉搏和外周血管灌注正常，除心脏外的体格检查通常无明显阳性体征。然而，与右心室发育不良的婴儿不同的是，大量血液流入右心室，右心室搏动正常或增强。第一心音正常，但可能被三尖瓣反流杂音所掩盖，没有额外心音。第二心音单一，胸骨左缘下方易听到由三尖瓣反流引起的收缩早期吹风样杂音，向右胸前传导。

(2)辅助检查:胸部 X 射线片显示三尖瓣关闭不全导致右心房增大,中心肺血管影正常。

心电图类似于肺动脉闭锁伴三尖瓣发育不良,但右心室肥厚更为明显,右心房增大也更为显著。超声心动图显示三尖瓣环径接近正常,Z 值通常大于-2。严重的三尖瓣反流伴右心房增大。右心室发育良好(流入道、小梁部、流出道)收缩功能正常,心内膜的心肌纤维化不明显。肺动脉和肺动脉瓣发育正常,肺血流量完全来自动脉导管。

(3)治疗策略:这些婴儿需要给予 PGE_1 来维持动脉导管开放和适度的肺血流量。可选择在导管室完成肺动脉瓣成形术。首先通过射频打孔使右心室及肺动脉连通,然后经打孔进行瓣膜球囊扩张术。手术效果大多良好。然而,有时仍出现低血氧饱和度不改善的情况,因为即使在瓣膜成形术成功后,右心室肥厚且顺应性差难以立刻改善,不能完全承担静脉回流。在这种情况下,术后有必要继续给予 PGE_1 或进行体-肺分流术。然而,PGE_1 或体-肺分流术大多只在短时间内需要,右心室通常很快可以获得重塑。

2. 极重度肺动脉瓣狭窄

(1)临床表现:极重度肺动脉瓣狭窄患儿的临床表现与肺动脉闭锁患儿相似。如果有大量三尖瓣反流,右心室搏动可能增强。第二心音单一。虽然有前向血流通过肺动脉瓣,但血流量太小导致杂音很小,难于闻及,同时瓣膜开放显著受限,不产生收缩期喀喇音。通常可闻及三尖瓣反流杂音。

(2)辅助检查:胸部 X 射线片和心电图与肺动脉闭锁类似。

超声心动图可探及血流通过肺动脉瓣,冠状窦很少出现,除此之外其余与肺动脉闭锁类似。右心室流出道前向血流极少,以致较难与动脉导管分流入主肺动脉的湍流相区分。因此,如果能在彩色超声心动图上看到右心室流出道内的肺动脉瓣反流束,则可证实瓣膜是有启闭活动的。

(3)治疗策略:重度肺动脉瓣狭窄的患儿可能病情平稳,但是极重度狭窄者需要给予前列腺素 E 以保持动脉导管开放和足够的肺血流量。在导管室进行经皮肺动脉瓣成形术后,大多数患儿预后良好。与肺动脉闭锁患儿类似,即使在瓣膜成形术成功后,也可能需要暂时通过主-肺动脉分流术建立第二个肺动脉血供。

3. 内脏异位综合征(右心房和左心房异构)

(1)临床表现:右心房异构的新生儿的临床表现类似于动脉导管依赖性肺血管疾病的临床表现。最初仅在患儿哭闹或喂养时才出现发绀,但最终发绀随动脉导管关闭而加重。在极少数情况下,肺静脉回流重度梗阻引起肺水肿,导致严重的呼吸窘迫,也会发生发绀。具体的临床表现包括水平肝或左位肝,可以通过 X 射线片发现,心脏搏动和心音在右侧胸部更为明显。第二心音单一,经常没有杂音,但如果存在,通常全肺野都可闻及。

(2)辅助检查:胸部 X 射线片通常显示右位心和(或)胃、水平肝或左位肝、主肺动脉血管影减少、右侧呈两个肺叶的形态。纵隔形态多变,因为主动脉位置通常异常并且有可能存在双侧上腔静脉。

由于心脏位置和心内畸形复杂,所以心电图多变。心室射血进入升主动脉,产生明显的向前的应力,但这些应力的产生可能在左也可能在右,左、右心前区导联中也不易发现间隔Q波。

超声心动图可准确地描述右心房异构的解剖细节。

(3)治疗策略:患者大多合并功能性单心室。几乎所有患儿都需要在新生儿期进行体-肺动脉分流术。随后,可以行双向Glenn分流术(通常是双侧双向,因为有两个上腔静脉)和改良的Fontan手术。在行改良的Fontan手术之前确定肝静脉的连接至关重要,因为要保证肝静脉回流至连接管道中而不是回流到心房。

左心房异构也十分常见,但通常不合并右心系统的梗阻。但偶尔也会出现严重梗阻导致的发绀,因此在出现发绀和心脏心房不定位的婴儿中应考虑左心房异构。

(四)瓣膜反流

主要疾病为Ebstein畸形。

1.临床表现　Ebstein畸形的新生儿,即使瓣叶只有中度下移,当动脉导管开始闭合时,也会出现严重的发绀。外周搏动和灌注通常正常,肝脏一般正常,偶尔会增大。由于大量血液在右心房和右心室之间往复,因此心前区搏动明显增强。心音通常很复杂且难以解释,因为可能存在多个收缩期喀喇音。要注意听诊有太多心音的发绀型婴儿很可能患有Ebstein畸形。Ebstein畸形可以听到胸骨左下缘三尖瓣反流的响亮、刺耳的收缩期杂音,并向右传导。

2.辅助检查　胸部X射线片:心影显著异常,心脏呈球状且明显扩张,充满胸部,肺血管影减少。Ebstein畸形是极少数出生时就出现明显心脏扩大的病症之一。

心电图:通常显示明显的右心房扩大(导联Ⅱ、Ⅲ和 V_1 中的P波高尖)和不确定的右心室电压。有时存在短PR间期和预激的δ波,并且在这些婴儿中可能发生室上性心动过速。

超声心动图可对本病做出诊断,少数三尖瓣下移不明确以及其他三尖瓣反流的原因仍需除外通常,隔叶小且发育不良,下移明显。瓣膜反流束可以提示瓣口的位置和方向。其他原因引起的三尖瓣反流是在房室沟附近开始,并且反流束朝上,在Ebstein畸形中,反流方向可能指向右心室心尖部并向下。仔细评估真正的右心室、流出道和肺动脉瓣的大小很重要,因为这常常决定发绀是否会自发减轻或新生儿期手术是否必要。如有血流穿过肺动脉瓣则不能诊断肺动脉闭锁。肺动脉压力可因动脉导管未闭产生的分流而维持在较高水平。如果肺动脉压超过右心压力,肺动脉瓣就不会打开。在没有前向血流的情况下,肺动脉瓣反流的彩色多普勒血流信号证实了瓣膜的开放。这是非常重要的,因为新生儿手术仍然具有显著的死亡率,并且可能是不必要的。即使肺动脉前向没有血流,若肺动脉发育良好,左侧心脏结构发育亦正常。

3. 治疗策略　规划治疗时,应当考虑三尖瓣反流常常随着肺血管阻力在生命的头几周内降低而改善。如前所述,发绀可能逐渐减少,因此可以选择持续输注 PGE_1,而不是进行不必要的体-肺动脉分流术或复杂的三尖瓣手术。如果肺动脉瓣发育良好且反流严重,一些临床医生建议早期结扎动脉导管,以促进前向血流。正在开发新的矫正外科技术,心室锥体重建显示出非常好的早期结果。房间隔缺损很大,通常足以维持足够的全身循环,因此房间隔打孔不是必要的。而封堵房间隔缺损则是必要的,即使在轻度 Ebstein 畸形的患者中也是如此。

(五)肺动脉瓣缺如综合征

1. 临床表现　在体格检查中,婴儿主要表现为发绀,但与患有发绀型心脏病的其他原因的婴儿相比,由于支气管压迫,婴儿可能患有严重的呼吸窘迫。呼吸窘迫既可以是吸气性的也可以是呼气性的,当婴儿处于俯卧位时可以显著改善呼吸困难,这是非常重要的临床表现。然而,许多婴儿处于痛苦状态,需要行气管插管和机械通气。其脉搏正常,非心脏检查通常无明显异常。心前区搏动通常显著增强。由于杂音响亮,心音常常很难被听见。杂音最响处位于胸骨左上缘,但放射到整个胸部。除了永存动脉干患儿主动脉瓣狭窄和反流的杂音,很少有杂音会与这种巨大的杂音相混(但永存动脉干的婴儿很少有相同程度的呼吸窘迫)。

2. 辅助检查　胸部 X 射线片通常显著异常,显示左肺动脉或右肺动脉扩张或两者兼而有之。心影明显扩大。尽管肺血流量减少,但因肺动脉瓣关闭不全引起的搏动,肺血管影可能会出现增加。

心电图类似于法洛四联症新生儿的心电图。可能正常,但可能表现出右心室肥大,特别是右心前区导联 T 波在出生几天之后倒置。

超声心动图类似轻度法洛四联症,但近端肺动脉高度扩张,除非室间隔完整。肺动脉瓣环残存少许瓣膜组织并存在严重的肺动脉瓣反流。

3. 治疗策略　首先治疗肺部并发症。肺部并发症处理是成功治疗的决定因素。手术需关闭室间隔缺损,并使用管道重建右心室流出道。但即使进行了心脏结构修复,继发于肺动脉扩张压迫气管、支气管也常常导致慢性呼吸功能不全。

三、完全型大动脉转位

(一)简单完全型大动脉转位

1. 解剖学和生理学　完全型大动脉转位患儿出生后肺血流量明显增加,左心房压力升高,卵圆孔关闭。虽然这种关闭并不完全,但类似于继发性房间隔缺损,卵圆孔的关闭在完全型大动脉转位的婴儿中的发生率并不比正常新生儿高。而卵圆孔一旦闭合,肺静脉回流的血液不能进入右心房和右心室，因此肺循环和体循环完全独立，这将影响主动脉接受高度饱和的肺静脉回流血液，并导致严重的发绀，需要紧急干预。

另外，血流的异常可以解释完全型大动脉转位时下肢通常有较高的血氧饱和度。虽然合并严重的主动脉缩窄时这种现象常见并更加严重，但下肢高血氧饱和度的情况更常发生在简单的大动脉转位患者中而非主动脉缩窄患者（特别是在进行球囊房间隔造口术之前）。如果是限制性卵圆孔，患儿出生后动脉导管左向右分流使左心房压力升高，而左向右分流和左心房压力增加导致肺动脉收缩，而肺血管阻力增加导致通过动脉导管的右向左分流增加，使更多来自肺动脉的高氧饱和血液流向降主动脉。

2. 临床表现　简单的大动脉转位是发绀型心血管疾病常见的形式，也是新生儿最常见的症状性心血管疾病之一。肺血流量减少型心脏畸形的婴儿在出生时一般没有严重的发绀。与之不同，患有完全型大动脉转位的婴儿在出生后几分钟内常常出现严重的发绀。因此，完全型大动脉转位是新生儿中最常见的早期出现严重发绀但不伴有呼吸窘迫的心脏畸形。

在体格检查中，我们会发现婴儿四肢都存在发绀，但如上所述，血氧测定可能发现下肢血氧饱和度较高。婴儿可能出现典型的呼吸急促，但不是呼吸窘迫，患儿脉搏和循环一般正常。非心脏检查一般没有必要。与正常新生儿相比，患儿心前区搏动明显，但没有增强。第一心音正常，第二心音增强且单一，很少出现杂音。

3. 辅助检查　胸部 X 射线片通常呈典型的蛋形心，心脏大小通常正常。因为肺动脉向后和右移位，可表现出纵隔狭窄，若有胸腺影，则纵隔狭窄不明显。

心电图在出生时是正常的，出生几天内可以表现出右心室肥厚。在接下来的几天内，如果婴儿未接受治疗，则出现心脏增大和肺血流量增加。

超声心动图是快速诊断完全型大动脉转位的重要手段。在诊断中，需要尽快明确动脉导管是否通畅及卵圆孔是否开放。多普勒超声心动图可用于评估卵圆孔血流及跨卵圆孔压差。如果发现右心房和左心房之间有明显的压差，卵圆孔被称为“限制型”此外，还需评估其他心脏畸形，如室间隔缺损、主动脉缩窄或肺动脉瓣下狭窄等。另外，确定肺动脉瓣和主动脉瓣的解剖结构及其相互关系以及冠状动脉的位置也至关重要。

4. 治疗策略　为了维持动脉导管的通畅，需要对所有完全型大动脉转位的新生儿注射 PGE_1。通过动脉导管的分流通常是双向的（在收缩早期从右到左，在整个舒张期从左到右），而只有通过卵圆孔的左向右分流允许高氧饱和度血液到达升主动脉。如果患者发绀严重且卵圆孔小，应行急诊球囊房间隔造口术。这通常是由受过专业训练的医生在婴儿床旁超声心动图监测下完成的。行房间隔造口术后，导管分流导致的肺动脉血流量的增加可使心房压力升高，可能会显著增加跨卵圆孔的左向右分流，进而增加主动脉血氧饱和度。

(二)完全型大动脉转位合并室间隔缺损

1. 临床表现　完全型大动脉转位合并室间隔缺损婴儿的临床表现可能与室间隔完整的婴儿相同或完全不同。由于肺循环阻力低于体循环,缺损部位的左向右分流仍然倾向于流向肺动脉。如果房间隔完整,婴儿发绀严重这些情况下,即使存在室间隔缺损,仍需要急诊行球囊房间隔切开术。与简单完全型大动脉转位的唯一区别可能是短暂的收缩期杂音,偶尔还有左心房压力增加及肺水肿引起的呼吸窘迫。然而,如果存在相对较大、非限制性的卵圆孔,则心室水平的左向右分流将增加左心房充盈,最终导致心房水平大量左向右分流,而该分流不会随着动脉导管闭合而减少。因此,这些婴儿可能有相当高的动脉血氧饱和度,并且偶尔有些婴儿直到出生数周后出现肺充血症状时才被诊断。

因此,在新生儿中实施经皮血氧饱和度筛查可大大减少诊断的延误。

2. 辅助检查　胸部 X 射线片显示心脏增大,早期肺血流量增多。

心电图与简单完全型大动脉转位所见相似。

超声心动图可显示室间隔缺损的位置和分流情况,必须评估卵圆孔未闭的血流和压差。要明确其他心脏畸形,如肺动脉狭窄和主动脉缩窄的情况。

3. 治疗策略　根治手术可通过大动脉调转手术和室间隔缺损修补来实现。如果存在主动脉下室间隔缺损、肺动脉瓣以及瓣下狭窄,则无法完成大动脉调转。这时,需要做 Rastelli 或 REV 手术,但通常需要延后几个月或几年方可实施手术。在这些手术中,室间隔缺损以这样一种方式闭合,即左心室-主动脉内隧道(室间隔板障)。右心室与肺动脉的连接需要应用到外管道(Rastelli 手术),但偶尔右心室流出道也可以从内部连接肺动脉瓣,而不会引起明显的梗阻(REV 手术)。

(三)Taussig-Bing 畸形

1. 临床表现　体格检查可发现婴儿发绀,但通常不如新生儿简单型大动脉转位严重。可以有差异性发绀。若存在主动脉缩窄,可出现下肢动脉搏动减弱,而且可能出现呼吸窘迫和全身灌注减少。存在心前区杂音,第二心音单一,通常伴有收缩期短促杂音。

2. 辅助检查　胸部 X 射线片和心电图与伴有室间隔缺损的大动脉转位相比无明显差异。

超声心动图可显示大动脉的异常关系,同时显示肺动脉下圆锥和独立的主动脉下圆锥。肺动脉下室间隔缺损易于显示,还应仔细描述主动脉瓣下、主动脉弓和冠状动脉的解剖情况。要评估两大动脉的直径,因为两者粗细差异过大会使大动脉调转手术复杂化。

3. 治疗策略　婴儿早期通过大动脉调转手术和室间隔缺损修补完成根治,但两大动脉瓣环的大小、冠状动脉异常和左心室流出道梗阻都可能对远期预后有不利影响。需要同期进行其他畸形(如主动脉缩窄)的矫治。

四、姑息手术

(一)体-肺动脉分流术

对于严重肺动脉狭窄、肺动脉闭锁、肺血流量不足的婴儿,在年龄太小不适合剖开心脏手术或难以完全矫治心脏畸形的情况下,可在主动脉或主动脉分支与肺动脉之间连接管道。首先,分流管道必须足够粗,以便为患者的生长提供足够的肺血流,但太粗又会导致患者由于容量负荷过重而发展为心室功能障碍。此外,分流管道应避免肺动脉扭曲。

Blalock-Taussig 分流术是先天性心脏病患儿首次手术常采用的手术方法之一。在早期的经典手术中,锁骨下动脉被离断,近端与同侧肺动脉主干吻合。目前更常采用改良 Blalock-Taussig 分流,它是通过将 Gore-Tex 管道置于锁骨下动脉或无名动脉与同侧肺动脉之间,分流量大小由 Gore-Tex 管道的大小决定。中心分流是通过将 Gore-Tex 管道置于升主动脉和主肺动脉之间,这种分流出现肺动脉扭曲的可能性较低。在肺动脉严重发育不良或易导致肺动脉扭曲的患者中,常采用非经典的分流手术,利用 Gore-Tex 管道将主动脉或锁骨下动脉连接到肺动脉分支。也有些患者为避免手术采用经皮导管治疗,在动脉导管内置入支架以维持肺血流量。在外科或经导管体-肺动脉分流术后,肺血流量的大小主要取决于分流通道的直径和长度,其次取决于体肺血管阻力的关系。其目标是保持血氧饱和度 75% ~85%,这通常可提供足够的体循环供氧,并且不会造成心室的容量超负荷。进行分流手术的患者有感染性心内膜炎、反常栓塞、脑脓肿和分流血栓形成的风险。通常建议每天服用小剂量阿司匹林以降低管道内血栓形成的风险,有建议在一些高危患者中加用氯吡格雷,其有效性和安全性的研究正在进行中。如果患者出现急性低氧血症,或者分流处杂音变得非常柔和或消失,则应考虑分流管道血栓形成的可能。

(二)功能性单心室患者的矫治

1. 解剖学　不幸的是,许多复杂的心脏畸形均可导致功能性单心室。

2. 生理学　功能性单心室的婴儿会出现体循环和肺循环的血流混合。两个循环的血流量均由单个心室输出,进入体循环和肺循环的血流量由相应循环中的相对阻力决定。肺循环阻力由肺动脉瓣下和肺动脉瓣狭窄情况、动脉导管的粗细程度(或外科分流管道)以及肺血管阻力决定。体循环的阻力则由主动脉瓣下和主动脉瓣狭窄程度、主动脉弓发育不良或缩窄、动脉导管的大小和体循环血管阻力决定。

3. 初步处理　功能性单心室患者可存在肺血流量过多或过少。肺血流量减少型患者常为肺动脉闭锁或肺动脉重度狭窄。他们在出生时即出现发绀,并依赖于动脉导管的血流来维持肺血流量。一旦动脉导管开始关闭,发绀将加重。这些婴儿需要给予 PGE_1,然后进行体-肺动脉分流术。

一些患者在出生后不久即出现轻度肺动脉狭窄,这限制了肺血流量,还防止了严重充血性心力衰竭的发生。随着时间推移,肺动脉狭窄的程度趋于增加,这些患者的发绀也趋于严重。在患儿2~3月龄的时候可能需要进行体-肺动脉分流术,但也有一些患儿能够坚持到年龄稍大,直接行双向Glenn分流术。

对于其他肺血流量增多的患者,因为他们很少或没有肺动脉前向狭窄。虽然新生儿期的高肺血管阻力通常可避免出现症状性肺充血。然而从新生儿前几周开始,随着肺血管阻力的降低,肺血流量增加,患者逐步出现充血性心力衰竭相关的呼吸急促、多汗和喂养困难。这些婴儿可能不会出现发绀,因为增多的肺血流量可能会使血氧饱和度>85%。但是,他们的血氧饱和度很少超过95%,所有患者血氧分压均小于100 mmHg(1 mmHg=0.133 kPa)。这些患者需要的是行肺动脉环缩术。另外也有一些外科医生更喜欢行肺动脉环缩术并同期行体-肺动脉分流,以便更精确地控制肺血流量。

对具有功能性单心室的患者进行治疗的总体目标是将单心室输出的血流分开供应体循环和肺循环,以便保证全身供氧并且使功能性单心室的容量负荷最小化。在假定正常的体循环输出量和正常的肺静脉血氧饱和度的情况下,75%~85%的动脉血氧饱和度意味着肺循环与体循环血流量比值为1∶1~2∶1。存在中度低氧血症时,血细胞比容应至少为40%,才能帮助维持足够的全身氧输送。由于较大的造血需求,大多数婴儿应给予补充铁剂治疗。

4.改良Fontan手术的原理　在20世纪70年代之前,新生儿期接受分流术或肺动脉环缩后的患者常常发展为心力衰竭,部分原因是功能性单心室将血液泵入体循环和肺循环。此外,由于存在右向左分流,他们患脑血管意外和脑脓肿的风险增加。这些患者的平均寿命为15~25岁。

改良Fontan手术的原理是通过手术方法使全身静脉血(上腔静脉血和下腔静脉血)被动地进入肺动脉。肺静脉血回流进入功能性单心室,然后泵入主动脉。这样,肺循环和体循环完全分开(冠状静脉回流还继续通过冠状静脉窦流入心脏),形成串联循环。患者无发绀,理论上不存在自发性栓塞的风险。此外,功能性的单心室只负担一个循环,而非两个循环,因此被认为可以“减轻心脏负担”。

5.改良Fontan手术的优选患者　为患者做详细的术前检查和进行合适的手术选择对患者能否获得良好的长期预后至关重要。接诊功能性单心室的患者后,小儿心脏病学家和外科医生需从新生儿期初诊开始就考虑以下方面。

如果希望血液能顺利地被动流向肺动脉,肺动脉必须发育良好,肺动脉压力和阻力必须在正常范围内。手术时必须避免肺动脉扭曲,并应尽量减轻狭窄,以使肺血管床能够正常生长和发育。

单心室的功能必须在正常范围内,如果心室舒张末期压力增加(可以逆向传递到肺血管床),肺动脉血流将受阻,导致发绀和心排血量降低。因此,应避免长时间的超容量负荷和流出道梗阻。

不应有或仅有轻度房室瓣反流。中度或更严重的房室瓣反流将增加左心房压力,反过来又增加肺动脉压力,从而减少肺血流量,优化心室容量负荷可降低房室瓣反流的风险。

体-肺侧支血管可增加功能性单心室的容量负荷,应该在术前结扎、栓塞或与固有肺动脉做汇聚。

改良 Fontan 手术最早是一次性完成的,即直接将上腔静脉和下腔静脉回流引入肺动脉。但该手术常伴有相当大的风险。另外,那些在低年龄段未接受心室高负荷的患儿似乎有更好的长期预后,而且对小于 12 月龄的患儿实施 Fontan 手术通常也是不现实的。由于这些原因,改良 Fontan 手术通常分为 2 个阶段。

6. 上腔静脉肺动脉吻合术　第一期手术是一种改良的 Fontan 循环(即上腔静脉肺动脉连接术),可以在 4 ~6 月龄的患儿中进行。

目前常用的手术是对经典 Glenn 分流术(上腔静脉与右肺动脉端对端吻合)的改良,通常被称为双向 Glenn 分流术。目前大多数医疗中心采纳更加准确的"上腔静脉肺动脉吻合术"这一术语。进行该手术时,通常将上腔静脉近端结扎,远端与同侧肺动脉做端侧吻合。如果患儿有双侧上腔静脉,则应行双侧上腔静脉肺动脉吻合术。还有一种外科技术,被称为半 Fontan 手术,也是一些外科医生的首选。该手术并不切断上腔静脉,而是通过临时心房内补片封闭上腔静脉,使下腔静脉血与左心房血混合,经心室进入肺动脉。

7. 改良 Fontan 手术　作为 Fontan 手术的第一期手术,通常患儿会接受上腔静脉肺动脉吻合术(或半 Fontan 手术)(而通常在第一期手术之前,有些患儿可能已经做过体-肺分流术或改良 Norwood 手术)。改良 Fontan 手术通常在 3 岁后实施。该手术的目的是引导下腔静脉血流直接进入肺动脉。根据患儿的解剖结构和医生偏好来确定最终的改良 Fontan 手术的具体方法。这涉及右心房到肺动脉吻合或是在心房内建立板障将下腔静脉血引到肺动脉的侧向通道或直接利用心外管道。很多人认为 Fontan 板障开窗(开窗在生理学上类似于房间隔缺损)可以减少手术相关并发症的发病率。一些开窗会自然关闭,持续开窗是否应该干预尚不明确。

长期研究结果显示,成功接受改良 Fontan 手术的患儿比接受分流术和(或)肺动脉环缩术的患儿寿命更长。大多数存活的患儿的心功能都在纽约心脏协会(NYHA)分级Ⅰ ~Ⅱ级。他们的运动能力约为正常人的 60%。然而,改良 Fontan 手术对于功能性单心室来说仍然是一个不完美的解决方案。这些患儿中的一些人可能仍存在症状,他们中的许多人最终发展为房性心律失常、心脏内血栓、蛋白丢失性肠病和(或)明显心室功能障碍,有些患儿最终需要接受心脏移植。

8. Damus-Kaye-Stansel 手术　Damus-Kaye-Stansel 手术主要针对主动脉起源于发育不良的心室腔(与功能性单心室腔之间存在限制性小交通口,通常为球室孔)的功能性单心室患者,相当于合并主动脉瓣下狭窄。由于室间隔切除术存在高致病率和高死亡率。

手术首先需要建立主肺动脉与升主动脉之间的连接，这时肺动脉瓣和近端主肺动脉成为体循环(即主动脉)的起始部分取决于具体解剖结构，这种连接可以是一个外管道，对主动脉与肺动脉非常靠近的患儿也可以由主动脉和肺动脉处侧对侧吻合的补片构成。肺动脉血流通常由分流管道提供。

第三节　早产儿视网膜病变

早产儿视网膜病变是指早产儿视网膜血管的发育异常，可能导致视力下降或失明，筛查和及时治疗可改善预后。

一、早产儿视网膜病变筛查

早产儿视网膜病变筛查建议和指南会定期发布和更新。在美国进行筛查的建议如下。

(一)筛查对象

(1)新生儿出生体重<1500 g或胎龄≤30周(由主治医生定义)。

(2)出生体重为1500～2000 g或胎龄>30周伴有不稳定病程的新生儿，包括那些需要心肺支持并被其主治医生或新生儿医生认为是高风险的婴儿。

(二)筛查时间

首次检查的时间因胎龄而异。

(1)出生胎龄为22～27周的婴儿，首检时间为矫正胎龄31周(出生时的胎龄加上实际年龄)。

(2)27周后出生的婴儿应在出生后4周进行初步筛查。

(3)根据国际分类法对早产儿视网膜病变筛查结果进行分类。

(4)临床情况严重的婴儿应密切关注(即每周1次)，因为有病情恶化和复发的可能。

(三)如何检查

(1)必须由眼科医生对婴儿进行筛查，这些眼科医生可熟练掌握带有巩膜减压的双目间接眼底镜检查，适应对于早产儿的检查，并对早产儿视网膜病变的各种表现和诊断有丰富经验。如果住院医生或研究员参与筛查，主治医生必须始终在场并核实检查结果。该检查是由婴儿护士协助，在床旁进行的。

(2)在某些医疗中心，应用视网膜数码显像及远程分析进行筛查，具有极好的敏感性和特异性。

二、早产儿视网膜病变分类

1. 位置　以视神经乳头为中心，基于同心圆的3个区域。①Ⅰ区。以视神经乳头为中心，其半径为视神经乳头到黄斑（中心凹）距离的2倍。②Ⅱ区。Ⅰ区以外，以视神经乳头至鼻侧锯齿缘距离为半径的环形区域。③Ⅲ区。Ⅱ区外侧的月牙形区域。

2. 病变范围　视网膜被分为12个相等的部分或时钟小时区域，按时钟钟点记录病变范围。

3. 疾病分期　见表5-1。

4. 预示活动性早产儿视网膜病变严重程度的其他征象

（1）附加病变。眼球至少2个象限的视网膜血管扩张和迂曲。视网膜后极部最明显。在早产儿视网膜病变分级后添加一个“+”符号以表示存在。

（2）附加前病变。出现较正常血管明显的扩张迂曲但未达到附加病变的诊断标准，可进展为附加疾病。

（3）急进型后极部早产儿视网膜病变。这是一种罕见的严重的早产儿视网膜病变，其特点是发生在后极部，附加病变显著，与周围进展不成比例，通常累及4个象限，进展迅速。

表5-1　早产儿视网膜病变分期

分期	特点	临床表现
1期	分界线	视网膜平面上一条平坦的白线，将前部无血管的视网膜与后部有血管的视网膜分开
2期	嵴	从视网膜平面向外延伸的原始纤维血管组织，并将带血管的和无血管的视网膜分开
3期	新生血管形成并长入嵴	新生血管从嵴部延伸至玻璃体。这种组织可能引起状突起增生显得参差不齐或模糊
4期	视网膜部分剥离	视网膜与底层脉络膜分离。玻璃体通过新生血管组织的存在，牵引视网膜，将视网膜从其下方的附着物中分离出来。此间隙（视网膜下间隙）充满了蛋白质液体
		4A期：周边视网膜脱离未累及黄斑
		4B期：累及黄斑
5期	视网膜全部剥离	视网膜组织与反应性玻璃体不可避免的结合，并将玻璃体拉入晶状体后间隙（因此得名晶状体后纤维增生症）

5. 其他特征　①虹膜血管充血，瞳孔直（以散瞳后扩张不良为表现）是活动性、进展

性早产儿视网膜病变的先兆。②角膜和晶状体混浊可表现于任何早产儿，无论是否存在早产儿视网膜病变。

三、早产儿视网膜病变的激光治疗

目前，大多数Ⅰ区早产儿视网膜病变(3 期，附加病变，或两者均有)的眼睛都采用玻璃体腔内抗血管内皮生长因子药物治疗。对于伴有透明介质和1 型/阈值早产儿视网膜病变的Ⅱ区和Ⅲ区病变。激光治疗仍然是主要治疗方式。视网膜无血管部分的消融，减少了血管内皮生长因子的产生，降低了视网膜脱离的风险。激光光凝疗法取代了冷冻疗法，通过扩大瞳孔，经间接检眼镜，可以精确的破坏目标组织，改善结构和功能。激光治疗需要镇静，可导致心肺并发症，需要紧急或选择性插管。

(一)适应证

(1)对于1 型早产儿视网膜病变，应考虑采取周边消融术。

(2)对于2 型早产儿视网膜病变考虑密切监测(每周检查)，而不是视网膜消融治疗。在这些患者中，约有 50% 的患者不经治疗即可发生早产儿视网膜病变的消退，如果病情恶化到1 型状态，则应考虑治疗。

(3)建议尽可能在发生早产儿视网膜病变阶段后 72 h 内进行消融治疗，以降低发生视网膜脱离的风险。

(二)禁忌证

(1)4 ~5 期的早产儿视网膜病变，在此情况下，激光可(术中)与切口手术(玻璃体切割术)同时进行。

(2)玻璃体积血遮蔽视网膜。此类病灶通常用玻璃体腔内注射抗血管内皮生长因子治疗。

(3)镇静和激光医疗条件不足。

(4)致死性疾病。

(三)参与人员

1. 眼科医生　①确定治疗的必要性并与父母讨论病情、治疗和风险(如知情同意)。②眼部给予表面麻醉剂。③确保所有在场人员都戴上激光安全护目镜。④执行激光治疗。⑤观察和治疗手术过程中和手术后可能出现的眼部并发症。⑥术后随访至早产儿视网膜病变痊愈。

2. 新生儿科主治医生或儿科麻醉师　①使用全身镇静剂(咪达唑仑、吗啡、芬太尼、氯胺酮或联合用药)。②监测治疗过程中或治疗后出现的任何全身并发症。③向眼科医生提供有关患儿整体状况。

3. 眼科医生助理　①协助使用激光和仪器。②记录治疗过程中使用的治疗参数。

4. 新生儿科护士　①在治疗前 1 h 内多次滴注散瞳剂。②在治疗过程中稳定患儿。

(四)仪器

(1)心肺、血压和脉氧仪。

(2)适当的呼吸支持(呼吸机、喉镜和气管内导管、面罩、自行充气复苏袋、吸入器和氧源)。

(3)紧急药物(阿托品、肾上腺素)。

(4)局部眼麻醉剂(如丁卡因、丙卡因)。

(5)环磷酰胺/散瞳滴眼液。环孢素(0.2%盐酸环戊酯和1%盐酸去甲肾上腺素)或0.5%环戊酯和1%或2.5%去甲肾上腺素。

(6)用于巩膜凹陷的海藻酸钙鼻咽喷头。

(7)平衡盐溶液在手术过程中用于角膜湿润。

(8)新生儿眼睑窥视器。

(9)28-和20-屈光度透镜。

(10)有间接(头灯)传输系统的便携式氩或二极管激光器。

(11)合适的激光安全护目镜。

(五)预防措施和并发症

(1)确保激光工作正常。

(2)如果婴儿发生不良事件的风险较高,治疗过程中存在可能会提前终止治疗的风险,先治疗病情更严重的眼睛(假设两者都有阈值早产儿视网膜病变)。

(3)手术前 4 h 停止进食,或用胃管排空胃。

(4)建立静脉输注药物和静脉输液的途径。

(5)仔细观察血氧饱和度监测,适当调整给氧。

(6)稳定婴儿。纠正电解质失衡、血小板缺乏等。

(7)如果有高血压病史,仅使用1%的去氧肾上腺素。

(8)擦去溢出皮肤的多余水滴,以避免皮肤吸收(去氧肾上腺素会使皮肤血管变白)。

(六)步骤

(1)一般准备。①在治疗前 1 h 内将散瞳眼药水多次(按眼科医生的要求)滴入双眼。最大限度散瞳是获得最佳激光的关键,瞳孔会随着激光的使用而收缩,因此,可能需要几次(3次或4次)滴注,特别是在有虹膜新生血管或血管充盈的眼睛。为了正确的检查瞳孔扩张,一束强光直接照射进眼睛,瞳孔有任何移动都表明扩张不充分。②将患者送到婴儿手术室或设计好的手术室。③确保监护的连接和运行。

(2)固定婴儿。用干净的毛巾或毯子裹住手臂和腿。

(3)确保静脉输液管触手可及。

(4)静脉注射镇静剂。

(5)分发激光安全护目镜和调暗头顶灯。

(6)收回盖子。

(7)激光治疗。用连续的灰白色激光治疗无血管覆盖视网膜。

五、玻璃体注射治疗早产儿视网膜病变

由于抗血管内皮生长因子(VEGF)药物贝伐珠单抗治疗早产儿视网膜病变的疗效已有报道,近些年这种治疗方案得以蓬勃发展。最初报告显示,对于Ⅰ区病变来说,效果很好。考虑到与激光相比,贝伐珠单抗的使用相对容易,尽管在早产儿中抗VEGF药物缺乏共识,但贝伐珠单抗在Ⅱ区疾病中的使用已经变得广泛。对于任何早产儿视网膜病变发展成不透明介质,特别是玻璃体积血(活跃的新生血管/疾病进展的强烈迹象)的眼睛,贝伐珠单抗确实提供了一种极好的一线药物。与激光相比,贝伐珠单抗的优点是需要最低限度的镇静,甚至不需要镇静,从而消除了随之而来的风险。

像激光一样,抗VEGF药物通过将活跃的新生血管组织退化来阻止疾病的进展。玻璃体腔内注射抗VEGF药物已用于治疗湿性(新生血管性)老年性黄斑变性(AMD)、增殖性糖尿病视网膜病变、新生血管性青光眼及其他视网膜血管疾病。

(一)预防措施

(1)贝伐珠单抗在早产儿视网膜病变中主要被关注的是全身吸收及其对婴儿发育的影响。玻璃体腔注射贝伐珠单抗可被全身吸收,尚未确定对发育中的新生儿有系统影响的风险。

(2)目前尚未确定用于早产儿视网膜病变的贝伐珠单抗的最佳和安全剂量,初始(也是最常用的)剂量(0.625 mg)是从患有眼部新生血管疾病的成人剂量(1.25 mg)中推断出来的,可能比成人的释药/体重增加数倍。一些低剂量和“超低”剂量(0.16 mg)的研究已经证明是有效的。

(3)目前还没有制订出对新生儿使用贝伐珠单抗进行短期和长期监测的方案。

(4)使用玻璃体内贝伐珠单抗治疗早产儿视网膜病变的知情同意过程必须反映治疗的不确定状态、药物的非标签使用以及缺乏长期结果的情况,包括可能出现未知的全身不良反应。

(5)与激光不同的是,玻璃体腔注射是一种侵入性手术,伴随着感染(眼内炎)白内障、视网膜撕裂和脱离,以及视网膜中央动脉阻塞(由于眼压突然升高)的风险。

(6)抗VEGF药物治疗早产儿视网膜病变的疗效不好评估,因为已经有多个报告显示早产儿视网膜病变重新激活,并在几个月甚至几年后出现不良结果(视网膜脱离)。必须密切长期随访(通常比接受激光治疗的婴儿要频繁得多)。

（二）适应证

（1）在后极部Ⅰ区疾病的阈值早产儿视网膜病变。早期报告显示对后极部（Ⅰ区）病比激光治疗效果好。

（2）对于可能需要激光治疗的不稳定婴儿。玻璃体腔注射不需要全身的镇静/麻醉。在这方面，对不稳定婴儿来说，这种方法可能比激光治疗好。

（3）已知或怀疑早产儿视网膜病变发展为介质混浊（间接检眼镜不能显示视网膜）的眼睛，尤其是玻璃体积血或广泛的视网膜前出血。

（4）对激光治疗反应较差的早产儿视网膜病变。

（三）禁忌证

（1）眼部或眼周感染。

（2）致命的疾病。

（3）父母、治疗医生和医院工作人员未能就早产儿视网膜病变中玻璃体腔贝伐珠单抗的不安全性质和玻璃体腔注射的风险达成共识（无法取得知情同意）。

（四）参与人员

1. 眼科医生　①确定治疗的必要性。②参与知情同意过程。与激光不同的是，这应该是负责治疗的眼科医生和新生儿医生的责任，前者讨论眼睛问题，后者处理药物可能的全身影响。③使用表面麻醉剂。④在眼睑、睫毛和结膜上涂抹5%的无菌倍他司汀。⑤放置无菌盖规镜并进行注射。⑥在注射后进行间接检眼镜检查。如果视网膜中央动脉受损，立即进行穿刺术，降低眼压。⑦向治疗眼滴入抗生素（如0.3%环丙沙星）滴剂和（或）软膏。⑧随访婴儿的眼部并发症及早产儿视网膜病变的处理。

2. 新生儿科医生　①向治疗眼科医生提供有关婴儿状况的信息。②参与知情同意程序。③监测婴儿在治疗期间和治疗后的全身并发症。

3. 床旁护士/助手　①帮助婴儿准备注射（即包裹婴儿）。②协助准备床旁器械。

（五）仪器

①表面麻醉剂。②无菌眼罩（每眼一只）。③卡尺（每眼一只）。④无菌棉签。⑤无菌手套。⑥外用5%倍他司汀。⑦外用抗生素滴剂（0.3%环丙沙星）和（或）软膏。⑧贝伐珠单抗无菌注射器，0号针头（每眼一个）。

（六）并发症

（1）最令人担忧的危险是注射后感染（眼内炎）。患有活动性眼睑感染（如结膜炎）的婴儿不应进行玻璃体腔注射。

（2）注射后立即通过间接眼底镜检查排除其他严重的眼部并发症。

（3）由于全身镇静/麻醉的缺乏和手术的快速特性，全身不良反应（心动过缓、血氧饱和度降低）的风险被减轻了。

(七)步骤

(1)根据标准方案散瞳。

(2)无菌毛巾放在婴儿的头上。

(3)注入局部麻醉剂。

(4)眼睑、睫毛和结膜都涂有5%的倍他司汀。

(5)放置短镜。

(6)用卡尺在巩膜下象限的角膜缘后方1.5~2.0 mm处标记。

(7)浸透了倍他司汀的CTA轻压在标记上,过量的倍他司汀聚集在下穹窿。

(8)注射完毕。

(9)局部滴注抗生素(0.3%环丙沙星)。

(10)眼科医生进行双目间接检眼镜检查。

(11)地塞米松/多黏菌素B注射液。

(八)注射后护理

(1)局部滴注抗生素,每日3~4次,连用3 d。

(2)注射后48~72 h进行便携式裂隙灯检查。

(3)任何感染的迹象[眼睑水肿和红斑、结膜注射、角膜和(或)前房的混浊]应立即向治疗眼科医生报告。

(4)1周内眼科医生检查。

第四节 支气管肺发育不良

随着我国早产儿救治技术的提高,早产儿特别是极低出生体重儿和超低出生体重儿存活率逐渐提升,支气管肺发育不良(BPD)的发病率呈逐年上升趋势。现有的研究资料显示,重度BPD病死率高,约为25%,存活者第1年再住院率高,可达50%。存活患儿神经系统发育障碍率远高于正常儿,是目前早产儿存活后的严重远期并发症之一。

BPD的发病率在不同的医疗中心是不同的,这不单单是由于患儿的处置方式或易感性不同,也与不同的医疗中心对BPD定义不同有关。最早BPD的临床定义是需要氧气供给至少28 d以上并伴有影像学改变,然而,这个定义与高度可变化的临床实践和疾病不符。根据2016年美国胸科协会发表在美国呼吸与重症监护医学杂志上的BPD的诊断标准,考虑了氧气供给的持续时间、正压通气支持、胎龄的因素及矫正胎龄36周后对氧气的依赖,帮助确定了BPD的严重程度和肺与神经发育的预后及死亡的风险。由于该系统分类未能包括患儿的呼吸道问题(包括气管软化和反应性呼吸道疾病)和肺部血管疾病，所以仍存在下午多限制。随着极小早产儿存活率的增加，发展为 BPD 的患儿数目也逐渐增加；使用过间歇正压通气（IPPV）的呼吸窘迫综合征（RDS）患儿，BPD 的发生率则与患儿的胎龄和产重相关。

二、临床表现

（一）体格检查

患儿肺部肺不张与肺气肿可能同时存在，且 BPD 特征表现为肺泡数量的减少和气血交换的毛细血管数量的减少，因此，患儿一般会有低氧血症。为了获得足够的通气量及气血交换，常会有呼吸增快的表现，可见三凹征、咳嗽、喘息，未合并感染时听诊一般无啰音。

（二）动脉血气

低氧血症和高碳酸血症最终导致呼吸性酸中毒及代谢性代偿。

（三）病理及胸片改变

BPD 的病理改变及胸片分级见表 5-2。

表 5-2　BPD 的病理及胸片分级

分级	病理改变	胸片表现
1 级	肺泡和间质水肿伴有透明膜变，与新生儿呼吸窘迫综合征难以区别	与新生儿呼吸窘迫综合征有相同的表现
2 级	广泛的肺不张，部分有气肿，广泛的支气管黏膜坏死和修复	弥漫性肺野模糊呈云雾状，出现间质气肿，下肺野尚无明显改变
3 级	广泛的支气管和细支气管上皮化生，发育不良；大面积的间质气肿，基膜增厚	肺野斑点状变化，局部肺泡腔扩张出现囊泡
4 级	大面积的纤维化伴有破坏的肺泡和气道，支气管平滑肌肥厚，支气管黏膜化生，肺动脉和肺毛细血管缺乏，血管平滑肌肥厚	大通气腔囊状扩张，肺泡壁增厚而且僵硬

不是每个患儿都会发展成为 4 级。BPD 的胸片改变常常会保持到较大年龄。

（四）其他

喂养困难，生长发育明显落后，部分患儿易反复发生肺部感染，肺部分泌物增加导致呼吸困难、肺功能恶化，从而可能导致肺动脉高压、右心发育不全。

三、管理策略

目前对于已发生的 BPD 治疗手段有限，临床干预仍以预防为主。

(一)产前预防策略

1. 产前糖皮质激素的应用　产前激素治疗可以促进胎肺成熟,减少新生儿肺透明膜病的发生,进而可能降低 BPD 的风险。现有的研究未发现单疗程产前激素治疗对孕妇及胎儿的近期不良影响,其所能获取的收益大于潜在风险。因此推荐在妊娠 34 周及以前的孕妇,当早产不可避免时,应在产前 7 d 以内给予糖皮质激素治疗。

2. 控制宫内感染　绒毛膜羊膜炎引起的炎症反应可导致发育中的胎肺损伤,故被认为其在 BPD 的发生过程中占有重要位置,部分动物实验及临床研究也证实了两者之间的潜在关联。但仍有部分研究认为没有足够的证据支持绒毛膜羊膜炎与 BPD 发生之间的直接联系,这些争议可能与各研究之间的异质性,如绒毛膜羊膜炎的诊断标准、研究对象不同及引起宫内感染的病原微生物不同有关。总的来说,绒毛膜羊膜炎是引起早产及早产相关并发症的重要原因之一,加强宫内感染的筛查,及时控制宫内感染,能极大地改善早产儿的预后,包括呼吸系统的预后。

(二)产房预防策略

1. 氧合维持　有证据显示,复苏时给予纯氧会导致早产儿肺损伤。系统评价并未提示与高吸入氧浓度组($FiO_2 \geqslant 0.6$)相比,低吸入氧浓度($FiO_2 < 0.3$)可能降低 BPD 的发生。

2. 肺泡表面活性物质治疗　可降低有药物治疗需求的新生儿肺透明膜病患儿对有创呼吸支持的依赖,因而从理论上可降低其 BPD 风险。但目前尚无直接证据表明外源性的肺泡表面活性物质(PS)替代治疗可显著减少 BPD 的发生,可能由于既往大多数 PS 的给药方式都是通过气管插管后正压通气,这一操作过程可能会增加肺损伤的风险。而越来越多的研究提示,采用微创肺表面活性物质给药(LISA)可能会降低 BPD 的风险。故基于目前的证据,建议在需要气管插管才能稳定的早产儿中尽早使用 PS,并且尽可能采用微创的给药方法。

3. 早期使用无创通气　呼吸支持相关的肺损伤亦为 BPD 发生的重要机制之一。多项研究和系统评价均证实早期产房内使用无创通气(无论何种)可降低 BPD 的发生,推测可能与有创机械通气的暴露减少有关。此外,在对早产儿进行复苏时推荐使用 T 组合复苏器来提供恒定的压力,以降低肺损伤风险。

4. 控制性肺膨胀　有研究主张在出生后给予早产儿控制性肺膨胀(SI)治疗以获得“正常”的功能残气量,避免肺泡萎陷。但现有的结果并未提示该策略可降低 BPD 的发生率,目前多中心随机对照试验尚在进行当中。

(三)新生儿重症监护病房管理策略

1. 目标　氧合应保证 PaO_2 在 55% 以上,但高氧所致的肺损伤也是 BPD 发生的重要机制之一,因此,早产儿目标氧合的维持应权衡包括死亡和器官功能障碍等多方面内容。

大规模的随机对照试验和系统评价均建议，孕周<28 周的早产儿在校正胎龄到 36 周之前，应维持目标血氧饱和度在 90%～95%。此外，还应注意到，由于呼吸系统、神经系统等发育不成熟和可能存在的其他潜在并发症如感染、反流等，许多早产儿可能会出现“高氧饱和度”和“低氧饱和度”的大范围波动。这种“波动”可能使早产儿的临床情况恶化，在临床管理过程中应注意避免。

2. 呼吸机治疗　目前公认 BPD 的发生与有创机械通气的暴露是直接相关的，有创机械通气应用时长越长，BPD 发生率越高。因此在已确诊为 BPD 的患儿及有 BPD 风险的患儿中都应尽可能减少有创机械通气的使用。对这类患儿呼吸支持的核心目标是采用“最小化通气策略”达到足够的气体交换，并最大程度地避免呼吸机相关性肺损伤。

(1)有创机械通气：目前普遍认为在这类患儿机械通气引起的肺损伤主要是肺泡容积过度膨胀所致的容量伤，用目标潮气量通气（VTV）可以降低 BPD 的发生。系统评价显示，相对于压力限制通气模式（PLV），VTV 可有效减少早产儿死亡或 BPD、气胸、严重颅内病变的发生，并显著缩短有创机械通气时长，因而目前临床上更主张采用 VTV 模式。

1)呼吸频率：尽量设置为患儿生理呼吸频率，以避免更多的呼吸做功。

2)吸气时间（Ti）：较长的 Ti（0.4～0.6 s）可以用于保持正常的肺容量和气血交换。

3)吸呼比：一般维持为 1∶2。

4)压力（PIP）：由于肺顺应性较差，因此有时需要高压力（20～30 cmH_2O，要求<30 cmH_2O）才能维持氧合作用。一般使需维持的潮气量达到 4～6 mL/kg 的压力。

5)潮气量：正常的潮气量可达 8～10 mL/kg，但为减少肺损伤，一般采用 4～6 mL/kg 进行小潮气量通气。

6)呼气末正压（PEEP）：根据肺顺应性调节，一般为 5～6 cmH_2O。

7)吸入氧浓度（PaO_2）：使氧分压维持在正常范围的最低吸氧浓度。

8)血气要求：要保证氧合作用，氧饱和度应该保证维持在 90%～95%。既往认为“容许性高碳酸血症”可减少机械通气中的肺组织损伤，但临床观察未提示可显著降低 BPD 的发生，但其在对早产儿脑白质损伤具有一定意义。一般 pH 值在 7.25～7.35 时，可允许 $PaCO_2$ 达 55～65 mmHg。但 pH 值<7.25、$PaCO_2$>65 mmHg 时，则需紧急处理。

BPD 患儿由于肺部病理学情况复杂，肺不张和肺气肿交互存在，多数患儿均有代偿性的呼吸性酸中毒及通气/血流值失调，因此其治疗应当个体化。在机械通气过程中应根据气道阻力及肺顺应性的快速变化不断调整参数，选择最佳通气策略。如气管痉挛和肺间质液体潴留会导致急性失代偿，必须通过调整吸气峰压（PIP）、使用支气管扩张剂或利尿剂进行处理；对合并气管软化者由于大气道塌陷导致氧合作用降低、气道阻力增加，这时应该使用高 PEEP（7～8 cmH_2O）。对于常频通气治疗无效者可考虑改为高频通气。降低呼吸机参数是一个缓慢而艰难的过程，每次降低呼吸频率 1～2 次，或每天降低吸气峰压 1 cmH_2O 直到患儿能够耐受为止。

(2)无创辅助通气:虽然部分 BPD 患儿仍无法避免反复的插管和有创机械通气,仍应尽可能采用无创辅助通气。可供选择的方式包括经鼻高流量吸氧(HFNC)、持续气道正压(CPAP)、无创间歇正压通气(NIPPV)及双水平正压通气等。虽然各种无创辅助通气方式从工作原理上可能带来的收益并不相同,但目前的临床研究并未提示何种无创辅助通气方式在 BPD 的防治中最优,这可能与各新生儿重症监护病房呼吸支持方式的选择及干预策略不同有关。但毋庸置疑的是,采用无创辅助通气可有效减少有创机械通气的暴露,进而减少 BPD 的发生。

在参数设置上,应采取最低的 FiO_2 维持目标氧浓度。一般可根据肺顺应性将 PEEP 设置为 5~6 cmH_2O;对于需设置 PIP 的无创辅助支持方式,可考虑将起始值设置为 10~12 cmH_2O。根据后继的临床情况进行调整。

(3)常用的监测方法如下。

1)动脉血气分析(ABG):用于监测气体交换和确认非侵袭性检查的正确性和有效性,若有呼吸机支持时,需通过动脉血气分析的数值来调节参数,以确保达到最好的通气效果。

2)持续脉氧仪监测:保持血氧饱和度持续在 90%~95%,以确保 PaO_2 在 55 mmHg 以上。

3)毛细血管血气分析(CBG):可用于监测 pH 值和 $PaCO_2$。将结果与 ABG 进行比较,如果两者 pH 值和 $PaCO_2$ 差别不大,则可以每天进行 1~2 次 CBG 监测而不需要查 ABG,如果患儿使用鼻导管吸氧则可以进一步减少 CBG 的检查次数。

4)无创二氧化碳分压或氧分压监测:是一种无创连续的监测手段,可减少早产儿因反复采血而造成的医源性失血。在血流动力学稳定、患儿没有微循环异常的情况下,与动脉血气分析的相关性很好,经皮氧分压一般相当于动脉数值的 60%~80%,经皮二氧化碳分压与动脉数值一致,且经皮监测的变化趋势与动脉血气保持一致。

3. 动脉导管未闭的管理 由于大血管水平分流的持续存在,动脉导管未闭(PDA)关闭的延迟可能会造成呼吸系统不良预后事件。但临床对于是否需要关闭 PDA 仍存在争议,其争议点主要在于如何定义有血流动力学改变的 PDA。目前认为仍需综合评估患儿的实际情况,如闻及心脏杂音、杂音持续增强继而成为连续性杂音、外周脉压增加(>25 mmHg)、可闻及枪击音,且患儿呼吸系统状况逐渐加重、喂养困难、容易疲劳或生长发育缓慢时,在充分权衡关闭 PDA 的风险及收益后,可考虑采用药物或手术结扎等方式关闭 PDA。

4. 营养支持及液体管理 BPD 高风险的患儿往往会伴随有宫外发育迟缓,可能与营养供给不足会对肺发育产生影响有关,因此这些患儿的营养管理较为重要。此外,出生后早期的液体负荷过多可能会使得肺间质的液体聚集增加,导致肺顺应性下降,从而增加 PDA 和 BPD 的风险。因此在早产儿营养管理时应兼顾液体平衡与能量供给。在喂养方面，有研究显示母乳喂养可减少 BPD 的发生，其机制可能与母乳成分中的抗氧化活性成分有关。

5. 输血 为获取良好的氧供，通常希望维持适宜的血细胞比容（Hct）（30% ~35%），但应权衡输血相关的风险。除新生儿外，以下输血指征可供参考。

（1）需要中度或明显呼吸支持（MAP>8 cmH_2O 或 FiO_2>40%）者 Hct≤35%、Hb≤110 g/L。

（2）需要轻度呼吸支持者（PEEP>6 cmH_2O 及 FiO_2<40%）者 Hct≤30%、Hb≤100 g/L。

（3）需要吸氧而不需要机械通气者 Hct≤25%、Hb≤80 g/L 且同时满足任意 1 条，包括：①超过 24 h 的心率增快>180 次/min；②需氧量较前 48 h 增加，即鼻导管流量增加 4 倍或 nCPAP≥20%；③在能量供给>419 kJ/（kg・d）的情况下最初 4 d 的体重增长<10 g/（kg・d）；④使用药物情况下呼吸暂停频率增加，即 24 h 内>10 次或 24 h 内有>2 次需复苏气囊正压通气抢救者。

（4）急性失血（包括静脉采血）血容量≥10%。对液量比较敏感的患儿在输血时可考虑使用利尿剂。

6. 药物干预 目前在 BPD 的预防中被证实有效的药物仅有咖啡因及维生素 A；阿奇霉素及糖皮质激素虽然能带来收益，但仍缺乏最优化的给药方案。

（1）甲基黄嘌呤类药物：临床上将氨茶碱与咖啡因用于早产儿呼吸暂停（AOP）的防治。大样本、多中心的随机对照试验显示，与安慰剂相比，咖啡因可有效缩短早产儿依赖于呼吸机的时间，减少 BPD 的发生，且可能改善这些早产儿在学龄期的肺功能状况。其他大规模队列研究也提示出生后早期（出生后<3 d）使用咖啡因能为早产儿带来更大的收益。其机制不仅是由于咖啡因的使用可减少这些早产儿暴露于机械通气的时间，还与减少肺部炎症损伤有关。因此，目前推荐在出生后早期给予早产儿咖啡因治疗，特别是需要有创机械通气者。

（2）维生素 A：其代谢产物参与了肺发育的各阶段，并在肺上皮损伤后的修复中发挥作用；而早产儿出生时维生素 A 水平往往较低，因此外源性补充维生素 A 能减少 BPD 的发生。系统评价也证实了维生素 A 在 BPD 预防中是有效的。

（3）利尿剂：发生呼吸衰竭的患儿常可出现肺水肿，其原因可能包括了 PDA 持续存在导致的左向右分流、肺损伤及炎症等。临床上在考虑存在肺部液体过多所致呼吸困难明显或难以撤离呼吸支持时，有时会使用利尿剂，包括呋塞米或氢氯噻嗪。但利尿剂本身对 BPD 的预防及治疗均无效，同时由于其潜在的不良反应如肾间质损伤、电解质紊乱等，不推荐在 BPD 防治中常规使用。

（4）出生后激素治疗：糖皮质激素可减轻炎症反应、降低血管通透性及减轻肺水肿，因而可以改善肺顺应性及减少肺纤维化的发生，也被用于 BPD 的防治。但出生后糖皮质激素的应用被认为与早产儿不良的神经系统预后有关，因此，寻找最适宜的治疗方案以同时获取神经系统及呼吸系统的最优结局是糖皮质激素应用的关键。多项临床研究对糖皮质激素的给药方案进行了研究,但各研究间均存在较强的异质性,如药物选择不同、给药方案不同、研究人群不同等,尚需要多中心、大样本的随机对照试验以获取可靠的结果。基于目前的研究,较多观点认为应避免在出生后1周内给予全身糖皮质激素治疗,而将糖皮质激素吸入剂(如布地奈德)作为PS的载体进行气管内可能会减少BPD的发生。

(5)阿奇霉素:解脲支原体在呼吸道的定植被认为是BPD发生的独立危险因素之一,较多学者主张使用阿奇霉素进行去定植治疗。系统研究认为预防性使用阿奇霉素可以减少BPD的发生,但其最优化给药方案目前仍无统一标准,且长期安全性尚待评估。

(6)一氧化氮吸入(iNO):肺泡及肺血管发育过程中需要内源性的一氧化氮(NO)参与,当NO产生减少时BPD的风险增加。动物试验认为外源性补充低剂量的NO可能减少BPD的发生。然而现有的临床证据尚不足以论证早期、低剂量的吸入NO对有发生BPD风险的早产儿是否有效。

第五节　新生儿缺氧缺血性脑病

新生儿缺氧缺血性脑病(hypoxic ischemic encephalopathy,HIE)是指各种围产期窒息引起的部分或完全缺氧、脑血流减少或暂停而导致的胎儿或新生儿脑损伤,是引起新生儿急性死亡和慢性神经系统损伤的主要原因之一。2005年WHO资料显示,全球每年有400万新生儿死亡,其中与窒息相关的占23%,即使在美国、英国等发达国家,中、重度新生儿HIE的死亡率和严重伤残率也高达53%~61%。国内新生儿HIE发生率为3‰~6‰。HIE患儿预后不良率达43%,重度新生儿HIE预后不良率高达73%,其中15%~20%在新生儿期死亡,25%~30%的存活者可发生永久性脑损害如癫痫、智力发育障碍及脑性瘫痪等神经系统后遗症。尽管近年来国内积极推广美国儿科学会和美国心脏协会制定的《新生儿复苏指南》,但由于我国地缘辽阔,各地区医疗水平发展不平衡,目前,新生儿窒息仍然是国内引起围产儿死亡的主要原因,由其引起的远期后遗症,仍然是严重危害我国儿童健康的重要原因之一。

一、临床表现

新生儿HIE的临床表现取决于缺氧持续时间、严重程度和损伤部位,可有如下表现。

(一)意识障碍

主要表现为不同程度的兴奋或抑制。过度兴奋表现为易激惹、对刺激过度反应、下颌和肢体颤动、自发动作增多、睁眼时间长、凝视等。抑制表现为嗜睡、反应迟钝,甚至昏迷。轻度 HIE 意识障碍主要表现为兴奋;中度新生儿 HIE 表现为嗜睡;重度新生儿 HIE 表现为浅昏迷,甚至深昏迷,常迅速恶化,短期内死亡。

(二)肌张力改变

肌张力增高、减弱,甚至松软。轻度新生儿 HIE 表现为肢体肌张力正常或增高,可表现为肢体过度屈曲、肢体活动阻力增高;中、重度新生儿 HIE 表现肌张力减弱或消失。

(三)原始反射异常

轻度 HIE 拥抱、吸吮反射过分活跃;中、重度新生儿 HIE 表现减弱或消失。

(四)颅内压增高

通常在出生后 4 ~ 12 h 逐渐明显,因脑水肿出现囟门隆起、张力增高,颅缝分离。

(五)脑干症状

部分重度新生儿 HIE 患儿出现脑干症状,表现呼吸节律不齐、呼吸暂停、瞳孔缩小或扩大,对光反应迟钝或消失。

(六)惊厥

常见轻微发作型或多灶性阵挛型。轻微发作型可表现为呼吸暂停、眼球偏斜、眼睑抽动、口唇颤动、吸吮吞咽动作、瞳孔扩大、有时伴有异常的哭笑,或自主神经症状如流涎,有时则伴有肢体的踏车、跨步、游泳等动作。严重者表现为强直或肌阵挛型惊厥。同一患儿可有多种形式惊厥发作,惊厥常在 12 ~ 24 h 出现,最迟 72 ~ 96 h 出现。

根据意识、肌张力、原始反射改变、有无惊厥、有无中枢性呼吸衰竭、瞳孔变化、脑电图结果、病程及预后等,临床上可分为轻、中、重 3 度(表 5-3)。

表 5-3　新生儿 HIE 临床分度

项目	轻度	中度	重度
意识	激惹	嗜睡	昏迷
肌张力	正常	减低	松软
原始反射:拥抱反射	活跃	不完全	消失
原始反射:吸吮反射	正常	减弱	消失
惊厥	可有肌阵挛	常有	有,可呈持续状态
中枢性呼吸衰竭	无	有	明显
瞳孔变化	正常或扩大	常缩小	不等大、对光反射迟钝
脑电图	正常	低电压,可有痫样放电	暴发抑制,等电位
病程及预后	症状在 72 h 内消失,预后好	症状在 14 d 内消失,可能有后遗症	症状可持续数周,病死率高,存活者多有后遗症

二、辅助检查

(一)一般检查

出生时脐动脉血气分析、出生后新生儿动脉血气分析,了解缺氧和酸中毒情况;血糖、血钠、血钾、血钙测定等,了解有无血糖异常及电解质紊乱;肝、肾功能及心肌酶谱等检查,了解肝、肾及心肌有无损伤及损伤程度。

(二)脑损伤生物标记物检测

缺氧、缺血时S-100B蛋白在血液和脑脊液中水平升高。当缺氧、缺血引起损伤脑损伤时,神经细胞崩解,血脑屏障被破坏,血液中神经元特异性烯醇化酶(neuron specific enolase,NSE)的含量显著增高;肝细胞生长因子在缺血性脑损伤时明显表达增高;胶质纤维酸性蛋白只有在星形胶质细胞死亡后才可能在血中检测;脑型磷酸肌酸激酶同工酶反应脑神经元和胶质细胞损伤程度;基质金属蛋白酶是一类依赖锌离子的蛋白水解酶,缺氧、缺血程度越重,血清基质金属蛋白酶(matrix metalloproteinase,MMP)升高越明显。

(三)颅脑超声检查

脑水肿时超声影像检查可见脑实质不同程度的回声增强,结构模糊,脑室变窄或消失,严重时脑动脉搏动减弱;基底核和丘脑损伤时显示为双侧对称性强回声;脑梗死早期表现为相应动脉供血区呈强回声。超声对矢状旁区损伤不敏感,对脑周边组织显示不全。数周后脑梗死部位神经元完全坏死、崩解,形成液化灶,可出现脑萎缩及低回声囊腔样改变。

(四)颅脑CT检查

①脑水肿时,CT可见脑实质呈弥漫性低密度影伴脑室变窄;②基底节、丘脑损伤时双侧基底节与丘脑呈对称性密度增高;③脑梗死表现为相应部位呈低密度影;④颅内出血时,相应出血部位呈高密度影。对于颅内出血的早期诊断,一般认为CT是首选的影像学检查方法,然而对于颅内微小出血,CT检查往往提供的信息有限,除怀疑颅内出血外,不提倡作为HIE检查手段。

(五)颅脑MRI检查

1.常规MRI　出生2~8 d T_1WI和T_2WI可探查到呈特征性表现的脑损伤,包括基底核丘脑损伤、矢状旁区损伤及局灶性梗死灶或多灶性梗死灶。脑水肿时T_1WI可见脑实质呈弥漫性高信号伴脑室变窄,基底核和丘脑损伤时呈双侧对称性高信号,脑梗死表现为相应动脉供血区呈低信号,矢状旁区损伤时皮质呈高信号、皮质下白质呈低信号;脑室内出血表现T_1WI高信号,T_2WI低信号,伴或不伴有脑室扩大,蛛网膜下腔出血表现为大脑表面脑沟、脑池等 T_1WI 高信号，T_2WI 低信号。

2. 弥散加权成像　弥散加权成像（DWI）较常规 MRI 能更早期地发现缺氧、缺血所致的脑损伤，DWI 的检查宜在出生后数小时至 1 周内进行。DWI 与 T_1WI，T_2WT 的检查互为补充，两者同时检查可对新生儿 HIE 做出早期诊断。但 DWI 同样存在缺陷，常见的有假阴性、损伤程度低估以及假正常化现象。

3. 磁敏感加权成像　磁敏感加权成像（SWI）特别适合于微小出血和慢血流小血管的显示，较传统序列更清晰、敏锐地显示颅内静脉及出血部位，甚至是微小出血。SWI 在出血早期即可有信号的改变，可提高新生儿 HIE 颅内出血诊断敏感性，为早期诊断新生儿 HIE 合并颅内出血诊断提供了新手段。

4. 氢质子磁共振波谱　氢质子磁共振波谱（^1H-MRS）能在分子水平上反映脑的物质和能量代谢障碍、细胞内酸中毒和神经元损伤等情况，具有无创性、高度敏感性和高度特异性，还能做定量检测等优点，对新生儿 HIE 的早期诊断起着重要的价值。但 ^1H-MRS 的花费高，检测时间长，目前磁共振波谱研究大多数仍处于实验室向临床的过渡阶段，尚未能在临床上普及。

5. 动脉自旋标记　动脉自旋标记（ASL）能利用选择性反转脉冲标记血液中的氢质子，无创性地观察组织局部的血流量，具有不需要对比剂，操作简单，扫描时间短，后处理简单易行，扫描可重复性强等优点。通过对脑血流量值测定，与弥散加权成像相结合，有助于早期诊断新生儿 HIE。

6. 弥散张量成像　弥散张量成像（DTI）是唯一可在活体上显示脑白质纤维束走行、反映白质纤维束病理状态及其与邻近病变解剖关系的无创性成像方式。弥散张量纤维束成像（DTFT）通过显示新生儿 HIE 所致主要纤维通路的损伤，可以直观显示新生儿 HIE 解剖构造的变化与脑功能区域的关联。目前 DTI 在新生儿脑白质发育和损伤研究中，正在得到逐步使用。

（六）PET 检查

PET 对新生儿 HIE 的诊断更准确，比 MRI 或 CT 更有特异性，能较准确判断神经系统发育及损伤情况，对决定治疗方案，早期干预起着重要的作用。

（七）脑氧合监测

通过近红外光谱法评价氧合血红蛋白、还原血红蛋白、血氧饱和度及血容量等指标监测脑氧合状况，可间接了解脑组织氧代谢及血流动力学改变，可对多种不同病理生理状态下的脑组织氧合状态、脑血流量进行准确评估，从而客观评价新生儿 HIE 患儿的脑组织损伤情况。

（八）脑电图检查

脑电图（EEG）可获得脑皮质的神经活动情况，对脑功能检查敏感，不仅用于评价脑的发育成熟度,还可以了解新生儿 HIE 患儿脑的功能状态及脑的损伤程度,且具有检查成本低、无辐射等特点。但由于常规脑电图导联多,检查时要求环境安静,分析需专业知识,不适合用于新生儿重症监护病房重症患儿的床旁脑功能监护。

振幅整合脑电图(aEEG)可将监测到的脑电图活动信号放大、滤波、振幅压缩及整合,描记的轨迹不再是常规的 EEG 信号,而是代表了整个脑电背景活动电压改变的信号,以便直观、清晰地显示脑电活动情况。aEEG 具有操作简便,受外界干扰机会小、图形直观,容易分析,且电极少,便于长时间记录脑电功能,尤其适用于高危新生儿的床旁脑功能监测。aEEG 监测作为预测新生儿 HIE 患儿脑损伤严重程度和远期神经发育落后的敏感指标,有助于新生儿 HIE 早期诊断及判定病情严重程度及治疗效果的评价。

(九)脑干听觉诱发电位检测

脑干听觉诱发电位(BAEP)能全面准确地记录听觉系统产生的一系列电位反应,反映听神经功能的生理和病理现象。其操作简单无创伤,不受智能和意识形态的影响。新生儿 HIE 可引起听力的损伤,BAEP 检测有助于新生儿 HIE 的早期诊断。

三、诊断

临床表现是诊断新生儿 HIE 的主要依据,同时具备以下 4 条者可确诊,第 4 条暂时不能确定者可作为拟诊病例。本诊断标准仅适用于足月新生儿 HIE 的诊断。

(1)有明确的可导致胎儿宫内窘迫的异常产科病史,以及严重的胎儿宫内窘迫表现[胎心<100 次/min,持续 5 min 以上,和(或)羊水Ⅲ度污染],或者在分娩过程中有明显窒息史。

(2)出生时有重度窒息,指阿普加评分 1 min 为 3 分,并延续至 5 min 时仍≤5 分,和(或)出生时脐动脉血气 pH 值≤7.0。

(3)出生后不久出现神经系统症状,并持续至 24 h 以上,如意识改变(过度兴奋、嗜睡、昏迷),肌张力改变(增高或减弱),原始反射异常(吸吮、拥抱反射减弱或消失),病重时可有惊厥,脑干征(呼吸节律改变、瞳孔改变、对光反应迟钝或消失)和前囟张力增高。

(4)排除电解质紊乱、颅内出血和产伤等原因引起的抽搐,以及宫内感染、遗传代谢性疾病和其他先天性疾病所引起的脑损伤。

四、治疗

(一)一般治疗

加强护理、保暖。根据病情尽早开始喂奶或喂糖水。监测血气、血生化指标、血压和血氧饱和度,动态观察颅脑 B 超,有条件单位进行脑功能监测。

(二)“三支持”和“三对症”治疗

目前对 HIE 并无特异性药物治疗,全面维持内环境稳定与各器官功能正常,仍是最重要和最基本的治疗措施，“三支持”和“三对症”治疗，是一切治疗的基础，必须在出生后 24～48 h 开始进行。

1. “三支持”治疗

(1)维持良好的通气、换气功能和内环境稳定：窒息复苏后吸氧，遇呼吸困难、缺氧明显者，适当加大氧浓度和延长吸氧时间；常规吸氧缺氧不改善者，可行高流量吸氧、无创呼吸支持，经上述处理后，缺氧情况仍不能改善或严重呼吸性酸中毒者，给予呼吸机辅助通气，使患儿 PaO_2 维持在 50～70 mmHg。代谢性酸中毒时，酌情使用 5% 碳酸氢钠 3.3 mL/kg，10% 葡萄糖对半稀释后，缓慢静脉注射，尽可能在 24 h 内将血气纠正至正常范围。

(2)维持脑和全身其他各器官良好灌注：保持心率和血压在正常范围，当心率<120 次/min、心音低钝，或皮肤苍白、肢端发凉，毛细血管充盈时间延长≥3 s 时，可给予 2～5 μg/(kg·min)多巴胺静脉滴注，可根据病情加用等剂量多巴酚丁胺，以提高动脉压和心肌收缩力，避免灌注压过低或过高。

(3)维持血糖的适当水平：为保证神经细胞代谢水平，降低脑损伤程度，HIE 患儿的血糖应控制在正常值的高限 5.0 mmol/L，每天补充葡萄糖 10～12 mg/kg，一般葡萄糖输入速度为 6～8 mg/(kg·min)，必要时可到 8～10 mg/(kg·min)。若患儿一般症状可，无明显颅内压增高、呕吐、腹胀和频繁惊厥等表现，应尽早经口或鼻饲糖水或奶(重度窒息患儿 24 h 后开奶)，保证热量摄入，同时严密监测血糖。

2. “三对症”治疗

(1)控制惊厥：惊厥是新生儿 HIE 的常见症状，60% 的患儿发生在生后 12 h，惊厥可频繁发作，甚至出现惊厥持续状态，导致大脑葡萄糖和 ATP 进一步消耗，加重脑损伤，应在最短时间内给予控制。首选苯巴比妥，负荷量 20 mg/kg，10 min 内静脉注入，若惊厥未能得到控制，也可在首次给药间隔 1 h 后追加用药 10 mg/kg，12 h 后给予维持量 3～5 mg/(kg·d)。反复出现惊厥时可加用短效镇静剂，可缓慢静推地西泮 0.1～0.3 mg/kg，或水合氯醛 50 mg/kg，稀释后灌肠。对呈现兴奋、易激惹的重度窒息患儿，也可早期即应用苯巴比妥。根据临床表现和脑功能监测结果，调整止惊药剂量并决定疗程。

(2)脑水肿治疗：避免输液过量是预防和治疗脑水肿的基础，严格限制每天液体总量不超过 60～80 mL/kg，速度 4 mL/(kg·h)，当出现少尿<1 mL/(kg·h)或无尿<0.5 mL/(kg·h)，液体要减少至每天 40 mL/kg。有颅内压增高表现时，首选呋塞米，剂量每次 0.5～1.0 mg/kg，静脉注射，6～8 h 重复应用；严重者使用 20% 甘露醇，剂量每次 0.25～0.50 g/kg，宜小剂量使用，6～12 h 重复应用，根据颅内高压情况逐渐延长使用间隔时间，连用 3～5 d，可与呋塞米交替使用。一般不主张使用糖皮质激素，认为弊多利少。

(3)消除脑干征：重度新生儿 HIE 患儿可出现呼吸节律不齐或呼吸暂停等呼吸中枢

受抑制表现，瞳孔缩小或扩大，对光反射消失等症状，此时可考虑应用纳洛酮，剂量 0.05～0.10 mg/kg。关于纳洛酮在新生儿 HIE 中的应用颇有争议。对于中枢性呼吸衰竭的病例，药物往往效果不佳，应根据情况及时给予呼吸支持治疗。

（三）神经修复治疗

1. 干细胞治疗　目前已成为研究热点。栾佐等对 4 例重度新生儿 HIE 新生儿移植入神经前体细胞，移植治疗后取得较好疗效。但是，干细胞治疗缺血性脑损伤的研究尚处于探索阶段，仍有许多问题需要解决，其长期的疗效也有待于进一步的观察。

2. 早期干预与康复　新生儿 HIE 后期需进行早期干预，可继续使用促进脑细胞代谢药物、神经生长因子治疗及高压氧等治疗。早期进行智能及体能的干预训练，如大运动、认知、语言、社交、动手能力等训练，并根据神经发育监测和异常问题进行康复训练，以进一步改善新生儿 HIE 预后。

（四）亚低温治疗

亚低温治疗新生儿 HIE 可显著改善神经发育结局，已经成为新生儿 HIE 常规治疗手段。随着临床研究和实践不断进展，亚低温治疗方案不断优化，使更多的新生儿 HIE 患儿受益，但不同医院亚低温治疗新生儿 HIE 临床管理存在较大差异，为进一步促进亚低温治疗新生儿 HIE 优化管理，中华医学会儿科学分会新生儿学组和中华儿科杂志编辑委员会组织专家制定了《亚低温治疗新生儿缺氧缺血性脑病专家共识（2022）》，适用于出生胎龄≥35 周的新生儿 HIE 患者。

亚低温疗法通常用垫子或毯子将新生儿包裹起来，做全身低温治疗（WBC）；或用"冰帽"包裹住新生儿的头部，让水在"冰帽"内循环，实施选择性头部亚低温治疗（SHC）。在足月新生儿发生中重度围生期窒息后，用"冰帽"进行 SHC 可保护其神经系统。SHC 是一项优秀的技术，冰帽是第一个显示出具有保护中、重度围生期窒息的足月儿神经系统功能的治疗物品。亚低温保护治疗的趋势已迅速向全身亚低温治疗发展，并且有伺服控制单元，但不包括"冰帽"这种非伺服控制设备。"冰帽"设备目前还未商业化。

1. 固定直肠或食管温度传感器

（1）直肠温度传感器

1）测量并标记直肠温度传感器（使用胶带进行标记）。

2）插入前润滑温度传感器的前 5 cm。

3）插入婴儿直肠 6 cm，清洁肛周区域，然后在大腿下表面涂上无刺激屏障膜（山梨醇/卡维隆）。

4）在两大腿下表面贴上一层 7 cm×3 cm 的水胶体贴（duoDERM）。

5）用另一块 5 cm×5 cm 的水胶体贴将温度传感器固定在大腿下表面的水胶体贴上。

6）插入第二个直肠探头至6 cm 并连接到监护仪，第一个探头连接到亚低温治疗仪上，共同监测温度读数。

（2）食管温度传感器

1）最好通过鼻孔插入食管探头，若不可行，则通过口插入。测量从鼻尖-耳垂-剑突的长度，再减去2 cm 来计算插入的长度。此长度将使传感器尖端位于横隔上方2 cm 处。

2）通过X射线确定食管探头尖端的位置。将食管探头连接到亚低温治疗仪的延长件上。

2. 亚低温治疗的重症监护

（1）呼吸支持和监护：呼吸机适当的呼吸支持或持续正压通气，监测脉搏、血氧饱和度、呼气末CO_2动脉血气。

（2）进行亚低温治疗后维持PCO_2>35 mmHg（33.5 ℃ PCO_2约为37 ℃ PCO_2的0.83倍）。当温度在33.5 ℃时，保持PCO_2在35～50 mmHg。如果温度为37 ℃，则保持在42～60 mmHg。避免暴露在高浓度氧下。

（3）提供心脏监护和支持。动脉血压、心排血量和功能监测（如果有的话）。必要时用正性肌力药物和容量支持心功能和灌注。心率在亚低温治疗期间会降低约10次/1 ℃，但正性肌力药物会增加心率。低温至33.5 ℃的婴儿预期心率为80～100次/min。

（4）aEEG和EEG监测。用单通道或双通道aEEG记录并评估背景活动、模式和监测恢复到正常背景活动的时间。最好使用EEG/aEEG诊断亚临床癫痫发作，同时监测抗惊厥药物的效果。有些使用多通道EEG。

（5）积极监测和治疗临床和放电性癫痫发作，因为癫痫发作会加重神经发育异常，与缺氧缺血性脑损伤的严重程度无关。因为患有新生儿HIE的婴儿存在肝损伤，而且HT可能导致代谢降低，所以要密切监测抗惊厥药物的血清水平。

（6）从婴儿出生时监测血糖并治疗低血糖。低血糖在严重窒息的婴儿中很常见，特别是在生后的24 h内，并且与长期神经发育不良有关。

（7）监测血清电解质并保持血清镁≥1 mmol/L，因为这可能有神经保护作用。

（8）治疗凝血功能障碍。

（9）给予婴儿适当的镇静剂，以避免冷应激。实验证明，在亚低温治疗过程中缺乏镇静，可能会抵消神经保护作用。

（10）监测尿量。镇静的亚低温治疗患儿可能需要尿管导尿以维持适当的体液平衡。

（11）维持亚低温治疗期间，每15 min手动监测核心、体表和头皮温度（头部温度监测针对SHC）。在伺服模式下，维持亚低温治疗期间，每30 min监测核心、体表和头皮温度。

（12）监测皮肤的变化，每隔6 h改变婴儿的位置（右侧卧、左侧卧、仰卧和上半身轻微倾斜），以避免组织灌注不良造成压疮或脂肪坏死，同时可改善肺不同区域的灌注/

通气。

3. SHC　轻度全身低温 SHC(直肠温度 34 ~ 35 ℃)是 FDA 最先认可的用于临床的亚低温治疗方法,旨在选择性降低头部温度,尽量减少 HT 潜在的全身性不良反应。目前准确测量头部不同部位的温度是不可行的,在不降低核心温度时,婴儿头的大小也妨碍脑深部温度的降低。目前尚无证据表明哪种低温治疗(SHC 或 WBC)的效果更好。但是伺服控制的 WBC 使用起来要比 SHC 更简便,并且是最常用的。

在轻度全身亚低温 SHC 中,当头部用冰帽冷却时,身体的其他部分用上方的辐射加热器保温。SHC 的优点在于当大脑皮质实现较低温度的同时,保持了身体温暖,使婴儿更舒适;缺点是在保持核心温度时缺乏伺服控制,这使得该技术的劳动强度大。

常温 SHC 对 HIE 早产儿的研究有一定的参考价值。

4. 被动亚低温治疗　围生期窒息后,新生儿新陈代谢自然较低,如果不予积极保暖,核心温度将下降,当婴儿出生即有围生期窒息时,建立通气后即应启动被动亚低温治疗。这种冷却方法可持续数天,这取决于环境温度和冷却源的频繁控制。被动亚低温治疗通常只在没有主动冷却设备时使用。被动亚低温治疗用于没有伺服控制冷却机的中心,对符合降温标准的婴儿或神经系统检查不确定或轻度脑病的窒息婴儿立即开始低温治疗,直到婴儿可获得全面治疗性低温方案或复温为止。

(1)操作技术:第一,没有热辐射床应启动其他保温方式;第二,保持婴儿裸体,可有尿布;第三,直肠或食管探头监控核心温度。如果婴儿发生过度冷却,可慢慢地用热源加热复温(如温暖的水瓶顶部加热并用隔热板隔开头部);第四,保持环境温度低于 26 ℃。

(2)缺陷:第一,核心温度监控需要避免过度冷却;第二,在被动亚低温治疗时核心温度波动大。

5. 转运期间的低温治疗(用辅助物品低温治疗)

(1)装满自来水的手套或瓶子:①将婴儿完全暴露,放在开放式的婴儿床上;②去除所有热源;③保持环境温度为 25 ~ 26 ℃;④使用 3 个橡胶手套,装满冷自来水,形成一个床垫;⑤将装满 10 ℃水的橡胶手套放在婴儿的腹股沟、腋下和颈部周围;⑥低温治疗期间监控核心温度(直肠或食管)72 h;⑦用毯子并时常改变手套和(或)水瓶的位置,以维持核心温度在(33.5+0.5)℃;⑧通过中断低温治疗实现复温,并监控核心温度升高;⑨使用外部热源逐渐复温,可适当使用头罩保护头部。

(2)凝胶:①将婴儿置于开放式的婴儿床中,关闭头顶加热器,使其暴露在环境温度下;②用 2 个冷冻凝胶袋(12 cm×12 cm,7 ~ 10 ℃)放在胸部和(或)头部与肩部;③当核心温度低于 35 ℃时,去除一个凝胶袋;④当核心温度低于 34.5 ℃时,去除另一个凝胶袋;⑤如果核心温度降至 33.5 ℃以下,打开辐射加热器,每隔 15 ~ 30 min 手动调整加热器输出,并使用适当的护罩来保护婴儿头部;⑥当核心温度高于 34 ℃时,重新使用凝胶包;⑦72 h 后,增加辐射热床的热量输出,使温度每小时升高 0.5 ℃。

6. 伺服控制冷却系统　伺服控制冷却系统通过将核心温度和体表温度反馈给系统，自动改变冷却液的温度，实现冷却和维持核心温度。婴儿可放在恒温箱内或者最好放在开放式的床上。

(1) CritiCool 温度管理单元

1) 其他设备：①电源线；②连接管；③治疗包；④无菌水或经 0.22 μm 滤膜过滤水；⑤2 个直肠温度探头（可重复使用）或带有一次性直肠探头或食管温度探头的适配器；⑥皮肤温度探头（可重复使用）或带有一次性探头的适配器；⑦分层泡沫包装的枕头。

2) 可用模式：①降温；②控制复温（用于慢速复温）；③常温（用于快速复温）；④清空（清空系统）。

3) 模式选择：①按 MENU（菜单）键；②选择 MODESELECT（模式选择）项显示 MODESELECT（模式选择）面板；③使用上/下箭头选择所需模式；④点击 OK 键激活所选模式。

4) 使用降温模式：①固定 CritiCool 单元的位置并锁定前轮。②在温度管理单元的水箱中注入无菌水或 0.22 μm 滤膜过滤水，使其位于两条红线之间。③选择合适的“冷却服”（<3.5 kg 和>3.5 kg）。④将连接管连接到管理单元和冷却服上。⑤拉好冷却服拉链。⑥连接管与温度管理装置前面的金属插座连接。⑦接电源后打开温度管理单元开关，将出现一个音频提示确认模式。⑧冷却服充满水，婴儿被包裹前，确保冷却服装满水。⑨确认新生儿冷却模式。A. 温度管理单元默认的核心温度为 33.5 ℃。B. 没有一个有效的核心温度读数，水不会流动。⑩连接灰色温度传感器到核心温度的插座，绿色温度传感器插入体表温度插座。⑪当“流动图标”（显示器右上角）旋转时，确认循环启动。⑫婴幼儿穿大小合适的冷却服仰卧位在开放式的床上。⑬脱掉婴幼儿衣服，仅裹尿布。⑭插入随设备提供的直肠或食管温度探头（灰色传感器）。⑮沿先前的探头，插入第二个校准探头至直肠内 6 cm。第二探头连接到独立的患者监测器，以密切监测直肠温度；⑯固定直肠温度传感器。⑰冷却服覆盖婴幼儿的腿和干，用绑带固定。⑱露出肚脐，允许插入脐插管并监测出血。⑲将 6 层气泡纸卷起来垫在婴儿的头颈部。A. 可以将头部冷却服循环系统隔离开。B. 在开放式的床上裸露头部，保持头表面温度更低一些。C. 实验表明，床垫温度每隔 12 min 的波动导致大脑浅表面温度类似的波动。⑳体表温度探头用胶带固定在前额；㉑在诱导亚低温治疗和复温过程中，每 15 min 监测核心和表面温度，在维持低温治疗阶段每 30～60 min 监测 1 次。㉒72 h 亚低温治疗后，可人工或自动复温。

5) 使用人工模式：在人工复温模式下，机器温度每 30 min 升高 0.2～0.3 ℃，核心温度每小时升高 0.4～0.5 ℃，复温程度和长短依患者的临床情况而定。①选择控制复温模式，按 MENU（菜单）键，选择 MODE（模式），按△键向上或向下移动，选中复温控制选项，按 OK 键。A. 屏幕上显示信息“CORE readout too low check core and operate”。B. 温度控制单元显示核心、皮肤和目标温度。冷却服里的水不再循环。C. 默认目标温度是

36.5 ℃，而机器的目标温度可在 36 ~ 38 ℃变化，用目标温度下方的△或▽箭头选择。②用控制模式开始复温，按菜单键并用△或▽箭头选择 Operation（操作）键。③当 Operation（操作）键变亮时，按 Enter（回车）键确认。④当达到常温时，将婴儿继续包裹 12 h。⑤如果婴儿所在床垫的温度可以升高，在 12 h 周期结束时，将床垫温度提高到比婴儿核心温度高 1 ℃，并取下包裹。⑥保持婴儿头部裸露，放在气泡纸枕头上，使头部与加热的床垫隔离。⑦婴儿可以穿单层衣服。⑧达到常温（直肠温度约 36.5 ℃）后，继续监测直肠温度 24 h，以避免低温或高温。

（2）Tecothem Neo（TECCOM GmbH，Halle/Salle，Gemany）

1）可用模式：①伺服控制全程治疗模式。治疗持续时间、冷却/升温速率及目标温度可由用户设定。完成整个治疗周期并达到最终温度。②伺服控制模式（恒定直肠温度）。可设置目标温度、达到目标温度的时间及目标温度的保持时间。可设置冷却/升温速率。③床垫恒温模式。床垫温度可保持在设定温度。没有伺服控制。

2）技术：①连接电源并打开开关。②将加注装置连接到冷却单元。③将加注装置保持在冷却单元上方，以便冷却液注入冷却单元。④用软管连接床垫与冷却单元。⑤将直肠温度探头和皮肤温度探头连接至冷却装置。⑥将 TecothermNeo 设置为可编程的伺服控制模式（这就完成了诱导，设定目标温度为 33.5 ℃，保持 72 h，然后通过伺服控制重新升温到 37 ℃，持续 7 h）。⑦脱掉婴儿的衣服，仅裹尿布。⑧将 2 个直肠温度探头插入直肠内 6 cm 深处并固定，并用胶带固定在大腿一侧。⑨将皮肤温度探头固定在额头上。⑩将婴儿仰卧放在床垫上，放在封闭的不加热的保温箱或开放的婴儿床/床中，用床垫包裹婴儿。⑪用垫子上的带子在前面固定婴儿。⑫将枕头放在头和床垫之间。若遇到未接通电源、液体少、无液体流动、直肠温度超出范围±0.5 ℃或系统失败的情况下，设备将报警。

7. BlanketrolⅢ

（1）设备：①BlanketrolⅢ单元。②高/低温毯。③干的床单、浴巾或一次性被单。④连接软管。⑤400 系列探头。⑥润滑液。⑦一次性探头和连接。⑧蒸馏水（不要使用自来水或去离子水）。

（2）可用的冷却模式如下。

1）手动模式。操作基于循环水的温度，与设定的毯子/水的温度相关。

2）自动控制。监测患儿温度并提供最大的加热或冷却治疗，使患儿的体温达到设定温度。

3）10 ℃梯度。用高于或低于患儿温度 10 ℃的水加热或冷却患儿，直到患儿体温达到设定温度。

4）智能 10 ℃梯度。用高于或低于患儿温度 10 ℃的水加热或冷却，并以 5 ℃为梯度增加，直到达到设定温度。当患儿体温达到目标温度后，如偏离设定值，则梯度返回

10 ℃。

5）梯度变量。与 10 ℃梯度模式相同，但梯度可以由用户决定。智能模式可以被添加到梯度模式。

6）变量。未达指定温度时，梯度增加 5 ℃，直至达到设定温度为止。当患儿达到目标温度后，如偏离设定温度，梯度恢复到规定梯度。

7）监测模式。仅显示患儿温度，不加热或冷却循环水。

8）冷却系统通过按下 TempSet（温度设置）键和设定目标温度启动，随后按模式选择。要更改为监测模式，请按相应的按钮。

（3）具有可变梯度模式的 WBC 技术：①将 BlanketrolⅢ设备置于患者区域，连接电源。②检查容器中蒸馏水的量，提起注水盖并检查水是否明显接触到过滤网。③检查电源开关是否在 off（关）位置。④将插头插入接地插座中。⑤铺平高/低温毯，使软管朝装置方向，无扭结。⑥若患儿单独使用毯子，如 MAXI-THERM，则在毯子上铺一层干的床单或一次性单子。⑦将毯子连接到 BlanketrolⅢ装置上。将连接软管的螺母接头连接到冷却装置的公接头上，同时将软管公接头与冷却装置上的回转母接头连接上，方法是在连接时将连接部位向后一拔，然后松开接头。⑧轻轻拉出连接软管，以确保连接良好，没有曲折，并且毯子是平的。

⑨启动预冷。如果患儿的温度已经被动降低可不需要该步骤（例如转运过程中已被动低温）。

第一，连接冷却机。

第二，设定温度。

第三，使用向上（△）或向下（▽）箭头，并设置温度为 33.5 ℃。

第四，按手动控制。

第五，听到压缩机启动。

第六，检查水流指示器，确认水循环。

第七，将患儿放在毯子上。

第八，将体温监测探头固定在患儿身上。

（4）直肠温度传感器：①在距顶端 6 cm 处用胶带/记号笔标记。②探头插入直肠 6 cm，使用 DuoDERM/Tegaderm 和胶带安全固定于腿部。

（5）食管温度：①用 400 系列探头测量从鼻子/嘴中线到耳然后到两乳头之间的距离。②用胶带/记号笔在探头上标记此位置。③通过口或鼻插入探头至标记处。④固定探头于上唇。A. 将直肠或食管探头与黑色的网线插口连接。B. 将黑色电缆与 Blanketrol 的接口连接。C. 启动预冷低温治疗（可变梯度模式）。⑤1 min 后，按下 TempSet（温度设置）键。⑥按△/▽键设置温度为 33.5 ℃。状态显示屏显示读数为 33.5 ℃。⑦按 Gradient Variable（梯度变量）键。⑧按△/▽键至 20 ℃。⑨再按 Gradient Variable（梯度变量)键。⑩听到泵的启动。⑪检查水流指示器是否旋转。⑫用干的单子或一次性单子盖住婴儿,以减少对流损失和毯子的水温波动。⑬温度监控显示。患者显示屏将显示婴儿的实际温度。A. 水的显示屏将显示循环水的实际温度。B. 状态显示屏将显示操作和设置温度的模式。C. 每 15 min 监测核心温度,以确定达到目标温度的时间。

(6)维持低温治疗(可变梯度模式):①按 TempSet(温度设置)键。②按△/▽键维持核心温度 33.5 ℃。③按 GradientVariable(梯度变量)键。④按△/▽键至 5 ℃,以尽量减少患者与冷却毯之间的温度波动。⑤再次按 GradientVariable(梯度变量)键。⑥听到泵启动。⑦检查水流指示器是否旋转。

(7)低温治疗 72 h 后手动复温:①按 TempSet(温度设置)键。②按△键至 0.5 ℃。③每小时增加 0.5 ℃直到核心温度达到 36.5 ℃。④按 Gradient Variable(梯度变量)键。⑤按键至 5 ℃,尽量减少患儿饮食和冷却毯里的水之间的温度波动。⑥按 Gradient Variable(梯度变量)键。⑦听到泵启动。⑧检查水流指示器是否旋转。

(8)启动复温后的监护:当直肠温度达 36.5 ℃,60 min,毯子可以设定为监测模式,婴儿用头顶的辐射热源维持常温(36.5 ℃±0.2 ℃),头顶有保护头罩。①按 Monitor Only(监测)键。②亚低温结束后核心温度探头放置原处 24 h。③辐射热源用伺服控制。皮肤探头放在肝区右上方肋缘下。设定伺服温度,使腋下温度达到 36.5 ℃±0.2 ℃。④面部和头部用防护罩防止头部表面温度升高。或者婴儿可以放在暖箱中或热的“床”上,床垫可加热,床温设定和毯子的水温度设定一致,以便维持婴儿正常体温。⑤把 6 层气泡纸卷成枕头放在婴儿的头部和热床之间,以防止头部表面温度升高。⑥每小时间断监测核心温度直到 24 h 后,恢复常规每 4 h 监测 1 次体温。

(9)注意事项:①禁用去离子水。大部分去离子水不能维持中性 pH 值为 7。酸性去离子水会腐蚀电池和铜的冷冻管线,最终导致冷冻系统泄漏。②不能使用乙醇,因为乙醇可能破坏毯子。③毯子不能过度充盈。④检查毯子和管路是否泄漏,水泄漏有感染的危险。⑤如果探头警报启动,确认一下核心温度探头是否脱落。如果核心温度探头放置完好,那么应考虑变换温度线路而不是温度探头。A. 将新的温度线路与毯子和温度探头连接。B. 关闭机器后重新启动。C. 按 TempSet(温度设置)键。D. 按△/▽键直到到达设定参数。E. 按 Anto Control(自动控制)键。

8. ArcticSun 5000 温度管理系统 ArcticSun 能够通过每秒钟监测患儿的核心温度实现精确控温,并且每 2 min 自动调节水温,无须干预。

冷却是通过新生儿垫实现的,该垫重量轻,带有可选和可调的腹部泡沫带,对患儿有一定好处。

9. 复温

(1)亚低温 72 h 后开始复温。

(2)在冷却单元逐渐复温,速度为 0.5 ℃/h。

(3)冷却设备没有复温选项时(盖上毯子或戴温暖的手套等)应持续监测核心温度,以确保复温速度不超过0.5 ℃/h。

(4)如果复温过程中出现惊厥应立即停止复温,直到应用抗惊厥药使患儿停止惊厥;如果抗惊厥药难以控制惊厥,需要再次降温0.5~1.0 ℃(这样可减少氧气的输送和消耗的不匹配,预防再次惊厥)。无惊厥后继续复温,速度为0.2 ℃/h。

第六节　新生儿急性肾衰竭

新生儿急性肾衰竭(acute renal failure,ARF)是指不同病因导致新生儿肾功能在短时间内受到损害,新生儿呈现低血容量性休克、缺氧、低体温等多种病理状态,是新生儿危重临床综合征之一,主要表现为少尿或无尿。

一、临床表现

(一)一般表现

1. 非特异性症状　拒食、呕吐、苍白、脉搏细弱。

2. 主要症状　少尿或无尿,补液过多时(出现水肿,体重增加)可导致高血压、心力衰竭、肺水肿、脑水肿和惊厥。

3. 体征　水肿、腹水等。

(二)临床分期

根据病理生理改变和病程分3期:少尿或无尿期、多尿期和恢复期。

1. 少尿或无尿期

(1)少尿或无尿:新生儿尿量<25 mL/d或1 mL/(kg·h)者为少尿,尿量<15 mL/d或0.5 mL/(kg·h)为无尿。新生儿ARF少尿期持续时间长短不一,持续3 d以上者病情危重。近年陆续有无少尿性新生儿ARF的报道,其病情及预后好于少尿或无尿者。

(2)电解质紊乱:新生儿ARF常并发下列电解质紊乱。①高钾血症,血钾>7 mmol/L。由于少尿时钾排出减少,酸中毒使细胞内钾向细胞外转移可伴有心电图异常(T波高耸、QRS增宽和心律失常)。②低钠血症,血钠<130 mmol/L。主要为血液稀释或钠再吸收低下所致。③高磷、低钙、高镁血症等。

(3)代谢性酸中毒:由于肾小球滤过功能降低,氢离子交换及酸性代谢产物排泄障碍等引起。

(4)氮质血症:ARF时,体内蛋白代谢产物从肾排泄障碍及蛋白分解旺盛,血中非蛋白氮含量增加,出现氮质血症。

(5)水潴留:由于排尿减少,水分排不出,和(或)发病初期入量限制不严,使大量水分滞留体内,表现为体重增加,全身水肿,甚至有胸腔积液、腹水,严重者可发生心力衰竭、肺水肿、脑水肿,是此期死亡的重要原因之一。

2. 多尿期　随着肾小球和一部分肾小管功能恢复,尿量增多,一般情况逐渐改善。如尿量迅速增多,患儿可出现脱水、低钠或低钾血症等。此期应严密观察病情和监护血液生化学改变。

3. 恢复期　患儿一般情况好转,尿量逐渐恢复正常,尿毒症表现和血生化改变逐渐消失。肾小球功能恢复较快,但肾小管功能改变可持续较长时间。

二、诊断

由于新生儿 ARF 无特殊临床表现,早期诊断易被忽视。当新生儿出现血尿素氮(BUN)>7.5 mmol/L 或血清肌酐(Cr)>88 mmol/L,且呈进行性上升时,即应拟诊为 ARF,并结合病史、体格检查、血和尿实验室检查及其他辅助检查确定。

三、治疗

(一)早期防治

重点为去除病因和对症治疗,如纠正低氧血症、休克、低体温及防治感染等。肾前性 ARF 应补足容量及改善肾灌流。此时如无充血性心力衰竭存在,可给等渗盐水 20 mL/kg,2 h 静脉内输入,如仍无尿可静脉内给呋塞米 2 mL/kg,常可取得较好利尿效果。有资料报道同时应用呋塞米与多巴胺比单用一种药疗效为佳。甘露醇可增加肾髓质血流,对减轻水肿有一定疗效。肾后性 ARF 以解除梗阻为主。肾前及肾后性 ARF 如不及时处理,可致肾实质性损害。

(二)少尿期或无尿期治疗

1. 限制液体入量　24 h 入量=前一天尿量+不显性失水量+胃肠道失水量+引流量-内生水量。足月儿不显性失水 30 mL/(kg·d),早产儿或极低出生体重儿可高达 50~70 mL/(kg·d),每日称体重,以体重不增或减少 0.5%~1.0% 为宜。

2. 纠正电解质紊乱

(1)高钾血症:应停用一切来源的钾摄入。无心电图改变时,轻度血钾升高(6~7 mmol/L)可用聚磺苯乙烯钠。有心电图改变或血钾>7 mmol/L,应给葡萄糖酸钙以拮抗钾对心肌的毒性,并同时应用碳酸氢钠。但如并发高钠血症和心力衰竭,应禁用碳酸氢钠。此外可给葡萄糖和胰岛素输入促进钾进入细胞内。以上治疗无效时考虑做透析治疗。

(2)低钠血症:低钠血症多为稀释性,轻度低钠血症(血钠 120~125 mmol/L),通过限制液量多可纠正。血钠<120 mmol/L 且有症状时适当补 3%氯化钠溶液。

(3)高磷、低钙血症:降低磷的摄入,补充钙剂。血钙低于 8 mmol/L 时,用 10%葡萄糖酸钙静脉滴注,可同时给适量的维生素 D 促进钙在肠道吸收。

3. 纠正代谢性酸中毒　pH 值<7.2 或血清碳酸盐<15 mmol/L 时,应给予碳酸氢钠溶液。5%碳酸氢钠溶液 1 mL/kg 静脉滴注可提高血碳酸氢盐 1 mmol/L,可先按提高 2 ~ 3 mmol/L 给予或实际碱损失×0.3×体重(kg)计算,于 3 ~ 12 h 视病情分次输入,避免矫枉过正。

4. 治疗高血压　出现高血压主要是水潴留所致,应限制水和钠的摄入并给予利尿剂。

5. 供给营养　充足的营养可减少组织蛋白的分解和酮体的形成,而合适的热量摄入及外源性必需氨基酸的供给可促进蛋白质合成和新细胞生长,并从细胞外液摄取钾、磷。ARF 时应提供 167.4 kJ/(kg · d)以上热量,主要以糖和脂肪形式给予。

6. 控制感染　选用对细菌敏感而对肾脏无毒的药物。

7. 对症处理　抗惊厥,抗心力衰竭,治疗 DIC 等。

(三)腹膜透析

1. 使用物品

(1)无菌物品:①口罩、洞巾、隔离衣和手套;②氯己定、聚维酮碘或其他消毒剂;③1%利多卡因,不含肾上腺素;④3 mL 注射器和 25 号针头;⑤Ⅳ号托盘和 11 号外科刀片;⑥3-0 Prolene 缝线(可作为裁切托盘的一部分或单独使用);⑦22 口径血管造影仪或带导丝的股动脉导管;⑧临时导管,如 14 号导管或一种商用的临时透析导管;⑨透析液(1.50%、2.50%或 4.25%),其他浓度可通过人工混合标准溶液制成;⑩肝素;⑪内联滴管;⑫为体重<10 kg 或灌注量<150 mL 的患儿制造的持续不流动腹膜透析(APD)一次性 Y-set 或 Dialy-set 装置;⑬延长 PD 转换装置寿命的 MiniCap 和 FlexiCap;⑭聚维酮碘溶液;⑮含聚维酮碘溶液的 FlexiCap 断开帽。

(2)非无菌物品:①防水胶带。②低分度值的婴儿称重秤(如 Meilen 婴儿体重秤,分度值为 2 g,称重范围为 0 ~ 6000 g)或悬挂秤。③全自动 PD 循环系统(最小灌装量 150 mL)或任何其他可靠的流体加温器,如 Gay-MarBlanketrol 和加热毯。另一种方法是使用儿童循环装置,但必须有使用这台设备的经验。我们推荐市面上可以买到的循环器,其最小灌装量为 50 mL,增量为 10 mL。

2. 操作前护理

(1)取得知情同意。

(2)检查体重和腹围。

(3)检查插入部位是否有感染。

(4)胃肠减压。

(5)尿管置入。

(6)将预称重的尿布放在患儿下面。组装系统前,洗手并戴上口罩。所有连接都应注意无菌。应遵守普遍的无菌预防措施。将所有管路都夹紧。

(7)准备透析液。

(8)入液量为10~15 mL/kg。

1)临时导管。每1L透析液加入500 U肝素,先用1.5%的透析液。

2)隧道式Tenck hoff导管Quinton Pediatric Tenckhoff新生儿31 cm导管。每升0.9%氯化钠溶液中加入250 U肝素。在0.9%氯化钠溶液中加入200 mg/L头孢唑啉和8 mg/L庆大霉素。如果患儿对这两种抗生素中的任何一种过敏,则使用万古霉素20 mg/L。

(9)加热1 L透析液:如果没有预热好的1 L透析液,可将未预热的透析液放在Homechoice Automated PD系统上预热,或使用可靠的液体保温器加热1 L透析液,并可以按原样悬挂袋子。温度可以设置在35~37 ℃。对于新生儿,将温度保持在37 ℃(对于年长的儿科患者,温度通常设置为36 ℃,如果环境温度较高,有时也设置为35 ℃)。

(10)将内置式滴管插入透析液。

(11)以无菌方式给回路装上填料,夹紧,并在转移装置的末端加盖。

(12)将透析液组的短臂端连接到使用Twist夹具(Baxter,Deerfield,Ilinois)延长PD转移装置寿命的MiniCap。在放置PD导管后,无菌引流袋通常连接到导管上。当PD开始时,连接腹膜透析装置,由训练有素的透析护士丢弃引流袋。

3.放置PD导管 首选是手术置入永久性腹膜透析导管,可由经验丰富的外科医生在新生儿重症监护病房执行。放置导管的退出方向朝向尾侧,可以降低腹膜炎发生的风险。导管从腹膜隧道内穿出到达皮肤上出口,通常效果良好,而且很少泄漏。

(1)监测生命体征。

(2)以仰卧位镇静/麻醉患儿。

(3)用无菌手术程序擦洗。

(4)准备腹部皮肤。

(5)暴露整个腹部。

(6)用两个Addison钳抬起脐部,用11号刀片切开脐部,进入腹膜腔。

(7)将5 mm Steptrocar套管针插入腹膜,根据患儿腹部的大小进行充气,获得气腹,插入5 mm或4 mm 30°腹腔镜。

(8)在腹部左侧的腹直肌外侧缘处,用11号刀片切开一个2 cm的腹壁切口,在腹部右侧做一个1 cm的镜像切口。

(9)使用止血钳扩张左侧切口,然后在右侧切口使用腹腔镜夹持器。通过扩大左侧切口将Tenckhoff导管送入腹部,确保远端袖带位于腹壁筋膜下,但仍位于腹膜外。

(10)使用右侧夹持器将导管放入膀胱/子宫后面的骨盆和道格拉斯袋内。

(11)大多数导管都有一条彩色的导尿带用于定位。注意导尿带是在腹腔内导管的前面还是后面,保持这个方向的穿通部分可以防止导管从骨盆翻转出来。

(12)取下右侧的夹持器,从左侧使用止血钳创建一个弯曲的皮下隧道,该隧道将接受近端袖带。该管道将从切口向内延伸,呈拱形覆盖在脐上。

(13)在右侧切口,用3-0号外科缝线缝合腹壁筋膜然后通过弯曲的肌腱钳穿过脐顶上方内侧拱形的皮下组织,穿过先前创建的左侧隧道,然后离开左侧切口。

(14)将导尿管定位在合适的位置,然后用肌腱钳将导尿管拉到右侧切口。使用止血钳帮助近端袖带进入皮下隧道并放入合适的位置。

(15)正确放置的导尿管从腹部一侧到另一侧的脐部上方会有一条柔和的曲线,没有扭结。近端袖带位于腹部左侧的皮下组织中,而远端袖带将位于腹膜衬里外的筋膜下平面。导管上的彩色条在整个过程中处于相同的方向,以防止任何可能导致导尿管阻塞或翻转的导管扭转。导管路径与脐部之间应至少有 1 cm 的皮下距离。如果有胃造瘘管,导管将需要类似的软组织缓冲液。

(16)用4-0号单晶缝线缝合左侧切口。从脐部取下套管针,根据患儿腹部的大小用2-0或0号外科缝线缝合腹壁筋膜,用4-0号单晶缝线缝合脐带皮肤切口。

(17)将导管金属接头放在导管上并紧固。连通连接管并用生理盐水测试导管。生理盐水应该流畅而快速地通过导管,流入腹部,并且应该及时引流。

(18)如有任何流动问题,导管应重新评估是否有任何扭结,如有需要,应将套管针放回腹部,以评估腹部内是否有扭结、错位或堵塞。

(19)如果大网膜容易包围、阻塞或怀疑将来会引起问题,则建议行大网膜切除术。这可以在放置导管之前通过腹腔镜进行,使用右侧切口的抓握器和左侧切口的能量装置。

(20)一旦确定导管功能良好,在左侧切口和脐部涂上皮肤胶。在导管上涂抹莫匹罗星软膏,用干燥的2 cm×2 cm大小的纱布覆盖,在导管上放置抗生素锁和BETADINE帽。

如果外科手术无法插入永久性导管,另一种方法是使用血管导管或临时PD导管,时间较短,将感染风险降至最低。请注意,通过手术插入的导管较少与急性并发症相关。

(1)监测生命体征。

(2)将婴儿固定为仰卧位。

(3)用无菌手术程序擦洗。

(4)准备腹部皮肤。

(5)悬垂以暴露插入部位。插入位置的选择受医生选择(或)术后伤口、腹壁感染或器官肿大的影响。常首选脐部到耻骨联合的中上1/3,或者腹直肌鞘外侧的任一下象限。

(6)在插入点周围注入大约0.5 mL的利多卡因。

(7)选择14号口径的血管造影仪或临时PD导管。

1)如果选择使用14号口径的血管造影仪:①在插入位置插入血管导管;②拔掉管芯;③注入约20 mL生理盐水,以确认自由流动,夹紧;④继续执行步骤(8)。

2)如果使用软而灵活的临时PD导管,例如cook导管,请按照制造商的说明操作,然后继续执行步骤(8)。

(8)通畅性测试。①松开夹子,可以观察到几滴生理盐水的流动情况。将传输装置的自由端连接到导管上。②允许约30 mL透析液通过重力进入腹腔。③夹住Y轴的短臂(流入)。④松开Y轴的长臂(流出)。⑤重复步骤①~④几次。⑥如果临时导管容易流入和流出,用皮囊缝合带固定。

4.管理

(1)建立一个循环周期时间,通常约为60 min,包括重力填充、45 min的停留时间和重力排水。为便于执行和绘制手动PD图,建议灌装时间为10 min,停留时间为40 min,重力排出时间为10 min。

(2)设定每次透析量。起始量通常为10 mL/kg,对于持续性PD,容积维持在10 mL/kg。对于较短的透析长度,容量会随着患儿的耐受而缓慢增加。重要的是要注意,对于临时导管,灌注量不超过10 mL/kg。对于较大的容量和(或)较少的循环,推荐使用隧道式导管。

(3)夹紧Y-Set的长臂(流出线)。

(4)松开流入管线。

(5)让透析液在重力作用下尽快流入。

(6)生命体征可以按单位标准或每小时监测,以频率较高者为准。

(7)夹紧流入管路。

(8)允许液体停留。

(9)当停留时间完成时,松开流出。

(10)留出10 min用于排水。

(11)如果引流或灌注时间有问题,可以延长时间。但是,如果导管堵塞,可能需要干预。

(12)夹紧流出管路。

(13)重复这个循环。

(14)如果目标是进行间歇性PD,通常的目标是每天容量40 mL/kg×(10~12)h。可以每隔几天缓慢增加10~20 mL的驻留容量,直到达到所需的容量。

(15)如果不进行24 h的连续循环,建议的最终驻留容积为20 mL/kg(或循环驻留容积的1/2),下一个间歇循环应以10 min的排液时间开始。

(16)加入含肝素(500 U/L)的透析液,直至透析液回流清澈,无混浊迹象。

(17)如果血清钾水平≤4 mEq/L,则加入3 mEq/L的钾。

5. 监测

(1)完善每小时的 PD 流程图:①入量;②透析过程中的出量;③Net/hr(+/-);④Net在透析过程中(+/-);⑤摄入量(肠内、肠外);⑥排出量(尿、胃、失水等)。

(2)建立所需的流体平衡。如果需要负平衡,请缓慢增加葡萄糖浓度,经常重新评估水合状态。

(3)前 24 h 或稳定前 24 h 内,每隔 4 h 检测 1 次血糖和血钾。而后每天检测 2 次。其他血清电解质水平每天检测 2 次。血尿素氮、血肌酐、血清钙、血清磷和血清镁每天检测 1 次。

(4)每班都应该对液体进行评估,如果液体看起来混浊,就要进行腹膜炎(细胞计数和培养)的评估。

(四)连续性肾脏替代治疗

连续性肾脏替代治疗(continuous renal replacement therapy,CRRT)在新生儿中已成为一种流行的透析方式。随着小型仪器的开发,一些管路已被调整或专门根据新生儿而设计,当新生儿需要 CRRT 时,对他们进行 CRRT 已经成为可能。这方面的研究和临床应用令人兴奋。我们预计,随着这些更安全设备的使用,婴儿 CRRT 的水平将大大增强 CRRT 的使用应仅限于区域中心,并由具有所需专业知识的人员执行。CRRT 使用双腔导管或两个单腔导管进行。这些导管的放置,取决于进入的位置、血管的大小和估计的治疗时间(如果 CRRT 的估计持续时间至少为 2 周,则首选带袖带的导管)。患儿的血液从导管的一侧流出,并通过一个位于圆柱形容器内的血液过滤器,该过滤器内的细小毛细血管由大量高度透水的膜组成。血液被泵入机器,再回到血管导管另一端的患儿体内。

CRRT 可以利用透析、对流或两者兼而有之的原理来清除废物和平衡电解质。当透析时,小分子跨越浓度梯度穿过过滤器上的微孔,这一过程被称为连续性静脉-静脉血液透析(CVVHD)。当只使用对流清除时无论是在过滤器之前还是之后,小分子和中型分子被“拖”过过滤器,而不含此类毒素的流体则被“替换”,这个过程被称为连续性静脉-静脉血液滤过(CVVH)。当同时使用扩散和对流时,该过程称为连续性静脉-静脉血液透析滤过(CVVHDF)。对流清除的优点是可以去除“中等分子”,这对横纹肌溶解、尿毒症和药物中毒等“中等分子”有一定的理论意义。然而,大多数中心都会根据可用性进行选择。超滤的液体(营养、血液制品、药物、抗凝剂和替代液对流清除)允许从患儿体内去除多余的液体。

1. 处方　处方成分包括主要使用的液体类型(生理盐水、白蛋白或血液),血液流速,清除液体的类型、方式、速率(液体量决定清除剂量),净超滤率和抗凝方法。启动机器时所用液体类型对新生儿很重要。

(1)液体类型

1)生理盐水:当回路容量小于患者总血容量的 10%,且患儿病情稳定时选择。目前,大多数回路不是为新生儿设计的,因为回路容量大于新生儿血容量的10%。

2)白蛋白:当回路容量占患儿总血容量的10% ~15%时选择。

3)血液:当回路容量为血容量的15%时选择。值得注意的是,浓缩红细胞呈酸性、高钾,并且钙离子含量很低。大多数计划都有适当的干预措施来抵消酸中毒、高钾血症,并稀释浓缩红细胞。

(2)抗凝方法

CRRT有两种广泛使用的抗凝方法。一份来自美国14个中心的注册表显示,选择任何一种抗凝药物的循环存活率都是相等的,这比没有任何抗凝的循环存活率要高。使用肝素的患儿出血更多。

1)全身使用肝素。肝素通过CRRT机或通过另一种血管通路注入患儿体内,并进行滴定,以最低的剂量达到预期效果。每2 ~6 h进行1次抗凝试验(PTT、抗Xa或ACT),并根据需要调整肝素滴注速度。值得注意的是,抗Xa实验室在新生儿中并不常用,因为抗Xa水平可能会受到溶血和高胆红素血症的影响,这会影响血液的颜色和机器读取结果的方式。

2)局部使用柠檬酸盐。柠檬酸盐和钙可用于抗凝。在患儿的接入线上注射柠檬酸盐,这将导致循环中的离子钙变得非常低(期望范围为0.25 ~0.40 mmol/L),从而防止凝血。给患儿输注氯化钙或葡萄糖酸钙(在回流管道上或通过单独的中心线),以达到患儿正常的离子钙水平(1.1 ~1.3 mmol/L)。每2 ~6 h测量1次血清离子钙,以监测治疗剂量。柠檬酸盐抗凝的最大风险是柠檬酸蓄积。肝功能不全、肝脏发育不成熟、血流量高或清除率高的患儿有发生全身性低钙血症的风险。

2. 使用物品

(1)HD通路:在双腔或两个单腔大口径中心放置导管。根据所需的HD长度,可能有隧道线路或非隧道线路。通常,在急诊情况下,首先放置非隧道式导管。常用的血管导管见表5-4。

表5-4 患儿常用的血管导管

体重	带袖口(有隧道线路)	无袖口(非隧道线路)
<4 kg	Bard6Fr×50 cm(电源线)	Bard6Fr×50 cm(Power Hohn)
		Cambro6Fr×15 cm
		Medcomp7Fr×7 cm
		Medeomp7Fr×10 cm
4 ~10 kg	Medcomp8Fr×18 cm	Medcomp8Fr×12 cm
	或以低于4 kg计算	Mahurkar8.5Fr×11 cm
		或以低于4 kg计算

(2)机器:使用中心提供的机器。

(3)加热器:用于在血液返回到患儿之前,对其进行加热。

(4)电路:多种类型,不同容量选择。

(5)口罩、手套、卡盘、纱布。

(6)适用于导管或类似物品的次氯酸钠消毒剂。

(7)注射器:3 mL、10 mL 注射器。

(8)4 袋 1 L 的 0.9% 氯化钠溶液,用于启动电路。

(9)1 个 Y 型接头。

(10)透析液。

3. 术前护理

(1)取得知情同意。

(2)获得静脉通路。建议放置最大的导管以获得最佳血流。

(3)检查体重、生命体征、静脉血气、CRRT 之前的抗凝试验、肾功能检查。

(4)监测静脉通路的感染情况。

4. 操作技术

(1)根据医院规定设置机器。

(2)评估导管的通畅性。

(3)设置 CRRT 抗凝。

(4)将患儿连接到机器上。

(5)从低血流量开始,以确认患儿的耐受性。使血液缓慢流动,直至达到目标。

(6)通过生命体征确认患儿病情的稳定性。

(7)在图表中记录液体清除目标。

5. 排出液体　一般来说,在不引起低血压的情况下,应尽快排出液体。如果有较高的血管内容量,每天去除体重的 5% 是一个相当大的去除率。去除率应根据患儿的一般情况和患儿的耐受性进行调整。

6. 监控

(1)摄入量/输出量。

(2)每天监测体重。

(3)每天监测电解质和血常规。

(4)生命体征每小时监测 1 次。

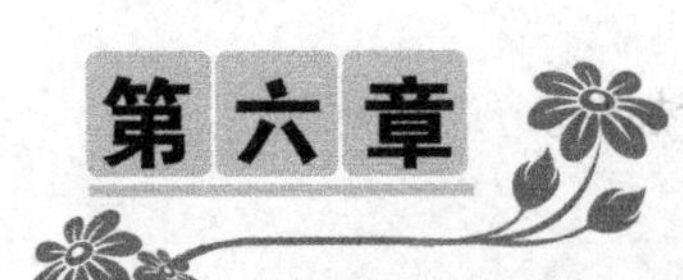

第六章 常见儿童疾病的诊断与治疗

第一节 睡眠障碍

儿童睡眠障碍主要是指从出生至青春期各个年龄阶段，发生于睡眠期的各种生理和(或)行为的异常。近20年来，有关儿童睡眠障碍研究的报道不断增多，对儿童睡眠障碍的发病机制、治疗方法及其对儿童身心影响都有了更多的认识。但是，相对于成人睡眠障碍的研究，目前对儿童睡眠障碍的了解还是非常有限。从发病特点来看，儿童睡眠障碍与成人睡眠障碍存在很大差别，例如有些睡眠障碍是儿童所特有的；有些则在儿童中有着不同的主诉、体征及病因；还有一些对于儿童和成人来说其存在有着完全不同的临床意义。从儿童睡眠障碍患病率来看，由于各家采用的调查方法及对象不同，其报道的患病率差异很大，大多数学者认可在儿童中目前患有或曾经有睡眠障碍的人群比例大约为25%。而国内，目前有关儿童睡眠障碍的研究相对较少，现有的有限的流行病学报道因为睡眠障碍的定义以及调查方法的不同，患病率为20%～50%。

儿童睡眠障碍不仅患病率较高，其对儿童身心影响也是非常广泛的。现有的研究证实，儿童睡眠障碍不仅会对儿童的身体健康造成短期或者长期的影响，而且会在一定程度上影响儿童的学业成绩、行为及社会功能。此外，儿童睡眠障碍还会对家庭其他成员造成显著影响，研究发现有睡眠障碍儿童的父母更多地出现情绪低落、焦虑、疲劳甚至工作效率显著下降。但是，儿童睡眠障碍的治疗始终没有得到很好的重视，很多家长甚至儿科医师都认为儿童睡眠障碍都是一过性的，会自然缓解。但是，近年越来越多的研究证实儿童期睡眠障碍如果得不到很好的控制与治疗，很多会持续到成人期，或者缓解一段时间后再次复发。本节将介绍最常见的儿童睡眠障碍的诊治方案，包括梦游症、睡惊症、睡眠觉醒节律紊乱、梦魇等。

一、觉醒性异态睡眠：梦游症、睡惊症及睡眠觉醒节律紊乱

(一)概述

觉醒性异态睡眠是指一类睡眠障碍，同时具有觉醒及深睡眠的行为特征，具有自主

神经功能、骨骼肌功能紊乱、定向障碍等特点，具体有梦游症、睡惊症及睡眠觉醒节律紊乱3种类型。这些睡眠障碍因为有相似的病理生理改变，具有类似的临床症状，且在儿童中常会同时存在，因此经常在一起论述。梦游症、睡惊症和睡眠觉醒节律紊乱都发生在慢波睡眠阶段，也就是非快速眼动的第三期，通常所说的深睡眠阶段。尽管这类睡眠障碍通常都发生在夜间睡眠时段是如果白天小睡的时候有慢波睡眠出现，也有可能在白天出现这些症状。症状通常发生在睡眠开始后的数小时内，持续几分钟至1 h，发作后患儿对过程无法回忆。发作过程中，儿童或青少年看起来像是醒着，多数儿童很难被安抚安静下来，因此父母往往会因此非常困扰。这类睡眠障碍在儿童中的发生率明显高于成人期，这可能与儿童期慢波睡眠的占比相对较高有关，通常情况下10岁以后这些睡眠障碍的患病率就会出现大幅下降，且男女患病率无显著差异。

1. 梦游症　梦游症是一种儿童常见的异态睡眠，主要发生在慢波睡眠阶段，尤其夜间入睡后的最初几个小时。很多儿童（15%～40%）有过梦游的经历，一些研究表明大约17%的儿童会经常性地梦游，而3%～4%的儿童频繁梦游。梦游症可能会持续到成年，而在成年群体中的发生率大约为4%。有梦游症家族史的儿童梦游的发生率会增加近10倍。应当注意的是，梦游症的发生率有可能因其发作时没有被观察到或被误认为睡惊而低估。梦游症通常始发于4～6岁，而8～12岁间出现高峰。大约1/3的梦游症儿童有超过5年的发作期；大约10%的儿童梦游症可持10年。多数梦游症的患儿在年幼时还伴有睡眠觉醒节律紊乱。

2. 睡惊症　睡惊症也称夜惊症，是指从慢波睡眠中突然觉醒，并伴随强烈恐惧的自主神经症状和行为表现为特征的睡眠障碍，因为目前发现其发作不仅仅只在夜间，可以发生在睡眠的任何阶段，包括白天睡眠过程中，因此现更多称为睡惊症。1%～6%的儿童患过睡惊症，多见于学龄前期或学龄期，一般始发于4～12岁。睡惊症始发期，出现的频率通常最高，而且始发年龄越小发作频率越高。睡惊症与梦游症有着共同的遗传易感性，因此约10%的梦游症患儿伴有睡惊症。绝大多数会在青春期随着年龄增长而消失，但是也有在婴儿或者在成年任何阶段发作的睡惊，但是在这些年龄段发生的睡惊症人数要少得多。

3. 睡眠觉醒节律紊乱　有时也被称为睡醉，是一种夜间发作性障碍，当从慢波睡眠中醒来或被强制唤醒后出现错乱、定向障碍、昏昏沉沉，有时也伴随不安行为。与梦游症及睡惊症相类似的是，它也开始于慢波睡眠（SWS），患儿有定向力障碍，对环境无应答，对发作无法回忆等。因为睡眠觉醒节律紊乱可能不易被察觉或者被儿科医师所识别，其发生率很难确定，但一项研究表明其在3～13岁的儿童中发生率大约为17%。睡眠觉醒节律紊乱常常与梦游症、睡惊症共发。始发年龄通常在5岁以前，持续6个月到13年。

（二）临床表现

觉醒性异态睡眠通常发生在睡眠开始后的几个小时，持续数分钟至30 min。发生的频率从一次性事件到每夜发生1次；一些患儿甚至可每夜多次发作。此外，发作可能是间歇性的，即在一段未发作期后，连续数夜至数周每夜都发生。

1. 梦游症　患儿梦游时常表现为神情恍惚，通常睁着眼睛，或喃喃有声，或不能回答旁人的提问。梦游者通常显得笨拙，也可能做出一些怪异的动作，如在储物柜里小便。梦游者可能会安静地走进父母的房间，下楼，离开房间，或者走上阳台或房顶。大部分的患儿梦游时表现比较安静，但是也有梦游的患儿看起来十分不安，情绪激动。梦游症可偶尔发生，也可每夜均发生。尽管梦游症通常无害，并且具有一定的自限性（一般在青春期消失），但相关的一些安全问题（如从窗台上摔下、户外漫游）还是需要引起足够的重视。梦游症特别容易导致身体受伤，如楼梯上跌倒，走入交通繁忙的区域，在寒冷的天气穿着较少走到户外。确保安全是处理梦游症时的首要关注问题。

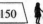

睡眠相关饮食障碍被认为是梦游症的变种，其在儿童中较少见。这种障碍在女性患儿中比在男性患儿中更常见(2∶1)。症状包括每夜在无意识或少量意识情况下“失控”似的进食，早上厌食，腹胀，莫名发胖，准备食物时不断受伤（刀伤口、烫伤）。患者常吃高热量、奇怪的食物搭配，毫无营养的物质。这一诊断需要排除饮食障碍的症状，如日间暴食、催泻、体像障碍。睡眠相关饮食障碍和安眠药物的使用有关。

2. 睡惊症　睡惊症往往会突然发作，发作期间儿童看起来十分不安、恍惚，常伴有哭泣或喊叫。强烈的生理唤醒（如过度换气、心动过速、出汗、瞳孔放大）也十分常见。但是，睡惊症也可能比较温和（有时候会被描述为睡眠觉醒节律紊乱），孩子只是着起来略有不安。患睡惊症的孩子常常十分笨拙，摇摇晃晃，或者有怪异的行为。因为睡惊症发作症状明显，父母或许会担心孩子是不是遭受了情感或躯体创伤；有时父母会怀疑睡惊症本身会对孩子身体造成伤害。更多学者认为，睡惊症对患儿带来的伤害还不如梦魇，因为梦魇时，患儿因为噩梦会惊醒，在清醒状态下回忆梦境反而会给儿童带来心理压力与负担。此外，睡惊症在年龄非常小的婴儿身上发作时症状可以非常不典型，例如发作时间持续较长(30~45 min)，或者睡惊症发作症状不明显，只是抽泣或身体摇晃。

3. 睡眠觉醒节律紊乱　常常发生在强制性唤醒时，尤其是上半夜，但也可能发生在早晨被试图唤醒时激发，与睡惊症相比，睡眠觉醒节律紊乱的发作是逐渐开始的，而不像睡惊症一样突然从睡眠中惊醒发作，表现为不安、哭泣或呻吟，定向障碍，一般情况下患儿不会离开床。睡眠觉醒节律紊乱最显著的特征就是睡眠惯性，即从慢波睡眠唤醒后会有持续15~30 min至1 h的恍惚错乱。特别是刚唤醒时反应慢（睡眠惯性）。发作的时间通常为5~15 min，但有时也能持续数小时。尽管压力、焦虑可以加重睡眠觉醒节律紊乱，但精神问题很少与其共发；但有报道显示睡眠觉醒节律紊乱的儿童存在中枢神经系统的损伤。

觉醒性异态睡眠还会伴发其他一些状况，例如患儿因为潜在的尴尬或很可能受伤，很多患有异态睡眠的儿童和青少年回避社交情景，如在朋友家过夜和夏令营。此外，由于这些反常情况的出现，父母们经常会焦虑，担心是否有潜在的危险及如何进行应答，并且会考虑去掉一些他们所认为的不良因素（比如，不再雇佣保姆、避免参加家庭聚会等）。

（三）诊断

1. 病史　通常为良性现象。但它提醒我们要注意是否有引起睡眠障碍的其他因素，如阻塞性睡眠障碍低通气综合征、不宁腿综合征或者周期性腿动（PLMD）。询问病史中也必须要排除癫痫。怀疑癫痫的危险因素包括：有癫痫的病史；发作期的异常特征；刻板表现；夜间多次发作；出现年龄晚（青春期）。

2. 发育及学业表现　表现通常是正常的。有发育落后现象时注意有癫痫的可能性。

3. 家族史　梦游症和睡惊症通常有阳性家族史。

4. 行为评估　大部分儿童都没有特别的行为问题。因为人在半觉醒的异态睡眠期间实际还是处于睡眠状态，睡眠障碍如果伴随日间的困倦则属于异常现象。

5. 体格检查　体格检查一般无阳性体征。

6. 诊断测试

（1）整夜的多导睡眠检测（PSG）并不是觉醒性异态睡眠的常规检测方法。因为这是片段发生的事件，在单纯一个晚上的检测中有可能捕捉不到。但是，如果考虑有其他睡眠障碍的可能（睡眠呼吸障碍，PLMD），整夜的睡眠检测是需要的。PSG 也可以用于区分异态睡眠和癫痫（考虑到只有部分睡眠中心具备齐全的癫痫检查设备）。

（2）家庭录像：对于发作频率不高的儿童，由家长将其夜间发作片段录下来是一个更有效的捕捉和记录事件的好办法。回放这些片段可以有助于医师区分异态睡眠和其他夜间行为，尤其是癫痫。

（3）睡眠日记：可以帮助我们评估可能的影响因素，例如睡眠剥夺和不规律的睡眠作息。

（五）鉴别诊断

1. 夜间发作癫痫　有时觉醒性异态睡眠与夜间发作的癫痫很难鉴别，尤其是发作不典型时。通常情况下，癫痫发作时会有刻板行为和强直-阵挛性运动，一晚会有多次发作，较多发生于睡眠和觉醒的转换期，并伴有日间困倦。遗尿可以发生于觉醒性异态睡眠，特别是睡眠觉醒节律紊乱期间或者结束后，但是更多夜间与发作相关的遗尿可能预示癫痫活动。当然，若同时伴有发育落后或神经系统疾病、日间癫痫或癫痫家族史都有助于夜间癫痫的诊断。

2. 夜间惊恐发作　患者通常在白天也会出现相似的症状，并且夜间惊恐发作后第二天早晨儿童可以回忆起来。

（六）治疗

1. 健康宣教　觉醒性异态睡眠的首要干预应该是对家长进行正确的健康宣教，让家长或者年长儿童意识到这些睡眠障碍的良性特点及自限性病程，告诉家长大部分孩子到青春期梦游和睡惊现象就会停止。临时的解决措施应包括为保证儿童睡眠安全而在居所采取的相应措施和询问病史找到可能的诱因。再次强调睡眠卫生和行为控制的重要性。然而，到底是否要治疗还要基于觉醒性异态睡眠发生的频率和严重程度，可以包括药物应用和规律唤醒的方法。对家长进行的宣教包括以下一些内容。

(1)安全措施宣教：包括关好门(大门，楼梯口的门)，锁好通向外面的门和窗户，打开走廊的灯，确保睡眠环境的安全(移开地面上凌乱的物品)；或者安装警报系统或在卧室的门上连接一个铃铛，以在发作时能够及时唤醒父母；对不在家睡的儿童，要告知其看护人儿童有梦游的可能性，以确保在外就寝时安全。

(2)睡眠卫生习惯：包括要保证儿童有充足的睡眠和规律的睡眠-觉醒节律，因为睡眠剥夺是异态睡眠的主要危险因素。要避免咖啡因，因为咖啡因会增加睡眠紊乱，降低睡眠效率，造成睡眠剥夺。

(3)事件发生时父母的回应：避免唤醒，因为在异态睡眠中的唤醒会进一步扰乱睡眠节律并且会使状况更严重。发作时，应该引导儿童回到床上，鼓励孩子恢复正常睡眠。发作过程中要避免过多干涉，这会加重这一现象。一般父母会试着去安抚在异态睡眠中的孩子，但这会增加对孩子睡眠的干扰。最好的做法就是父母在旁边安静地观察以确保孩子的安全，但不要干涉。非常重要的一点是，避免第二天讨论事件发作，因为这样会造成孩子心理上的负担，有可能会导致孩子不敢睡觉而造成睡眠剥夺。

2. 行为治疗　规律唤醒是一种治疗觉醒性异态睡眠的行为学方法，对于夜间发作时间非常规律的儿童有很好的疗效。首先，需要父母对患儿每天发作的时间有精确的日记记录下来。然后，父母根据睡眠日记中记录的常规发作时间点的前 30 min，在孩子微觉醒的时候(正好翻身或喃喃自语)叫醒孩子。例如，一个孩子通常 8:30 睡觉，到 10:00 会出现梦游，那么父母就应该在 9:30 的时候叫醒孩子。这种夜间唤醒应该持续 2～4 周。如果在夜间唤醒后又出现了症状，那么可以重新采用这种方法并再坚持几周。

3. 药物治疗　因为治疗觉醒性异态睡眠的药物本身有一定的不良反应，所以药物治疗仅用于觉醒性异态睡眠发生频率高且较严重，受伤的可能性大，有暴力行为或对家庭产生严重的扰乱时采用。药物作用的机制通常是抑制觉醒性异态睡眠发作的慢波睡眠，常用的药物有苯二氮草类药物和三环类抗抑郁药。

(1)苯二氮草药物：苯二氮草类药物(如地西泮 1～2 mg)单独小剂量地应用 3～6 个月。小剂量的长效苯二氮草类药物也会有效，但更容易引起晨起宿醉。对于异态睡眠出现一段时间又消失一段时间的间歇发作也可以采用间歇用药的方法。突然停药往往会导致慢波睡眠的显著增加，所以持续几周逐渐减量至停药是非常关键的。

(2)三环类抗抑郁药：三环类抗抑郁药(氯米帕明、地昔帕明、氯米帕明)也可在睡前应用于对苯二氮草类药物无效的患儿。虽然选择性 5-羟色胺再摄取抑制药也是有效的慢波睡眠抑制剂,但它们很少被用于觉醒性异态睡眠的治疗。

(七)预后

大部分儿童期梦游和睡惊的现象随年龄增加会停止。到8岁时,50%有梦游症和睡惊症的孩子都不会再发作,大部分的病例到青春期随着慢波睡眠的大量减少会自愈。然而,大约10%的梦游症患者会出现10年或10年以上的发作。

二、梦魇

(一)流行病学

梦魇是可怕的梦,通常使儿童或青少年从睡梦中惊醒,使其害怕、担心并寻求安慰。梦魇发作时,常常使睡眠者从快速眼动睡眠中醒来,影响快速眼动睡眠。研究表明,大约75%的儿童声称在他们的生活中至少体验一次梦魇,约50%的成人承认至少有过一次梦魇。可能有1%的成人有每周1次或1次以上的频繁梦魇。虽然间断性梦魇是十分常见的,但频繁梦魇的流行不是很常见。一个研究报道表明慢性梦魇(梦魇问题持续存在超过3个月)的流行率是2~5岁为24%,6~10岁为41%。梦魇流行的高峰年龄为6~10岁。梦魇通常起始于3~6岁,但可发生于任何年龄。儿童中的患病率无性别差异,但成人的研究显示,男女之比为(2~4)∶1,确切的比例尚不肯定。至于家族倾向尚无定论。有研究表明,频繁发作、持续终身的梦魇有家族倾向。

(二)病因

1.遗传基础　双胞胎研究已经证实了频繁梦魇的遗传学基础。

2.既往梦魇经历　噩梦的出现有时呈现一种稳定态势。

3.应急或创伤性事件　包括虐待儿童。

4.焦虑和焦虑障碍　可引起梦魇频率和严重度的增加。分离焦虑通常与梦魇或噩梦有关。

5.睡眠剥夺　由于提高了快速动眼睡眠的转换,可以形成强烈而生动的梦。

6.失眠　经常与梦魇共存。

7.药物　特别是与快速动眼睡眠有直接影响的那些药品这些可能增加快速眼动睡眠密度的量的药物或抑制快速眼动睡眠的药品。当停药后,可引起快速眼动睡眠的“反弹”。例如,抗抑郁药物安非拉酮会增加快速眼动睡眠的比例,而中枢神经系统兴奋剂会抑制快速眼动睡眠,所以长期用药后快速地停药也可能出现快速眼动睡眠反弹。

(三)临床表现

梦魇是长而复杂的梦,从开始到结束其内容越来越恐怖。觉醒发生于快速眼动睡眠期,有时不是立即觉醒,但是觉醒后能够清晰地表述梦境内容。梦魇时很少有讲话、尖叫、行走,这就有别于睡惊症和快速眼动睡眠行为障碍,通常是患儿惊醒后出现哭闹、害怕等情绪表现。梦魇的儿童惊醒后，他们往往害怕再次入睡，并且经常寻求父母安慰。梦魇通常涉及恐惧和焦虑，但也可能包括其他消极情绪，如愤怒、悲伤、窘迫或厌恶。梦魇的内容通常随年龄而有所不同，且与其神经心理发育水平密切相关。例如，很多小婴儿担心与父母分离而出现梦魇。到2岁时，典型的梦魇开始包括野兽和其他可怕的幻想的生物。对于年幼的孩子可能也涉及一起最近的创伤性事件（如走丢、去医院打针、一条大狗朝他吠叫）。较大的孩子经常做涉及可怕的或恐怖的电影、电视节目、故事。梦魇也可能与最近发生的事件密切相关（如在外面过夜、进入一个新学校）。此外，梦魇还有其他一些伴随症状，如白天恐惧或者更多的焦虑症状，有些儿童由于把睡眠与梦魇联系在一起，他们会出现对床、卧室、就寝时间等表现出拒绝或回避现象。

（四）诊断

1. 既往梦魇史评估　在诊断梦魇时，慢性和重度梦魇应该仔细评估，因为重度梦魇更有可能与精神疾病有关。

2. 发育水平评估　要认识到发育迟缓儿童有时尽管是梦魇发作，但是由于受发育水平限制，而无法用语言描述梦境。

3. 家庭成员发作情况　梦魇在一般人群中普遍存在，因此通常很难表述是家族遗传性。然而，自身体验频繁梦魇的父母可能对其孩子的梦魇的反应会更关心，同时表现出更多焦虑。

4. 行为及情绪评估　如果患儿有更显著的焦虑症状、发育倒退或严重及频繁的梦魇发作，提示可能有被虐待的可能，需要进一步进行相关的行为及情绪评估。

5. 体格检查　躯体症状通常不会直接造成梦魇发生。

6. 睡眠日记　用睡眠日记记录梦魇最近几周内的发生频率以及与梦魇相关的夜醒时间等也有助于诊断。

（五）鉴别诊断

1. 睡惊症和梦游症　家长常常难以区别梦魇和部分觉醒性异态睡眠，如睡惊症和梦游症，应注意许多有睡惊症或梦游症的孩子也会伴有梦魇。与部分觉醒性异态睡眠相比，梦魇常有以下特征。

（1）多发生于后半夜以快速眼动睡眠占主导地位的时间。

（2）能回忆全部或部分梦的内容。

（3）能回想整个事件。

（4）没有混淆或定位错误。

（5）再次入睡困难。

2. 其他夜间发作　夜间癫痫，常与梦魇混淆，但有典型的运动和感觉特征且常包括刻板的特质。

3. 精神疾病　频发的梦魇可能与精神疾病有关，包括焦虑障碍、双向障碍、精神分裂症及最显著的创伤后应激障碍。

4. 快速眼动睡眠行为障碍　快速眼动睡眠行为障碍（RBD）是一种罕见的睡眠障碍，常发生于快速眼动睡眠期，但是 RBD 患者的快速眼动期不会有典型的肌张力消失特征（如肌无力），相反患者会将生动的、常带暴力色彩的梦境通过带有攻击性的行为或动作表现出来，甚至造成患者及其床伴严重的伤害。这种疾病与神经退化进程有关，如在老年人中的帕金森病。此外，尽管在神经性疾病儿童中也有报道，但在儿童中这种疾病还是极为罕见的。

（六）治疗

1. 健康宣教　健康宣教是治疗梦魇的重要手段，对家长进行积极的睡眠健康教育，解释梦魇是非常普遍的，是正常认知发育的一个部分，在 6 ~ 10 岁时为发生高峰。帮助父母为儿童制定合理的睡眠时间，保障充足睡眠，避免睡眠剥夺。了解最近可能引起梦魇的所有压力来源或创伤事件，但也应与家长说明，绝大多数时间梦魇是一个单独现象，并给出与儿童发育水平相当的、适当的应答及处理梦魇的对策。当然，如果梦魇持续或症状严重且简单的行为干预并不能改善时，应及时转诊进行心理评估。

（1）减少梦魇的措施有：①避免接触恐怖或过于刺激的画面，包括恐怖故事、电影和电视，尤其在就寝前。②减少压力来源，因为持续的梦魇可能提示有应激或某种进行性担忧。③保证充足的睡眠，睡眠剥夺可导致梦魇频率增加。

（2）家长对梦魇的正确应答：梦魇发作后，家长应该安慰孩子："这只是一个梦"。家长保持平静及理所当然是十分重要的，并安慰孩子注意不要引起过度关注。如果孩子离开床，家长可冷静地将孩子护送上床，并在床边安抚片刻。在发作当时不要过多地讨论梦境，以免延迟儿童再次入睡。此外，还可以让儿童在睡眠过程中有一些能让其感到安全的物品，例如有些儿童在有绒毛玩具陪伴时会比较安心，更容易入睡。儿童如果有明显的焦虑、怕黑，可以开一盏昏暗的、低亮度的夜光。在梦境发生后第二天，鼓励会说话的孩子运用他们的想象能力来缓和梦魇。有效的措施包括画一张代表噩梦的画，然后将其撕碎并扔掉，为梦设计一个好的结局，或者在床旁悬挂一个噩梦捕捉器等。

2. 行为治疗

（1）放松疗法：包括渐进肌肉放松及指导想象，尤其适用于伴有轻度焦虑的患儿。其原理是应用一种方法，让患儿学会把全身肌肉松弛下来，控制自己的情绪，变得轻松起来，这样就可以应付许多紧张、焦虑不安等心理不适的情况。

帮助患儿松弛下来的行为治疗"全身松弛法"，即练习如何按照自己的意志，逐步放松全身的随意肌紧张情况，以此而获得心理上的松弛。方法是每天定时进行放松动作。让患儿以舒适的姿势靠在沙发或躺椅上。首先把眼睛闭起来，将注意力移到头部，把牙关咬紧，使两边面颊感到很紧。然后令其牙关松开，咬牙的肌肉就会产生松弛感。逐次一将头部各处肌肉都放松下来。接着把注意力转移到颈部,尽量使脖子的肌肉全部放松,觉得轻松为止。下一步把注意力集中到两手上来,将两手用力握紧,直至发麻、酸痛时,两手开始放松,然后放置舒服位置并保持松软无力状态。再下一步是把注意力指向胸部,开始让患儿深吸气,憋一两秒钟,缓缓把气吐出来,再吸气,反复几次,让胸部也觉得轻松。就这样依次类推,将注意力集中肩部、腹部、腿部逐一放松。最终达到全身处于轻松状态,使患儿心情也变得轻松起来。

(2)系统脱敏疗法:与放松治疗相结合,可用于缓和焦虑反应。系统脱敏疗法包括制定一系列从低到高不同等级的引发孩子恐惧的活动或想法(如看狗的图片、看一个朋友和狗玩、驯养个大宠物狗)。这些活动或想法与其他放松活动(深呼吸、渐进肌肉放松)匹配以中和恐惧反应。这一技术对于反复特定主题的梦魇效果显著。

(七)预后

梦魇通常是短暂的,但有时在一些儿童或青少年中可持续出现,尤其是当梦魇与创伤事件有关时。

第二节　急性呼吸衰竭

各种原因导致的呼吸功能异常使肺不能满足机体代谢的气体交换需要,造成动脉血氧下降和(或)二氧化碳潴留,并由此引起一系列生理功能及代谢紊乱的临床综合征。

一、临床表现

(一)原发病

原发病不同,临床表现亦各不相同。

(二)呼吸衰竭的分类

1. 周围性呼吸衰竭　呼吸急促、呼吸困难、三凹征、呻吟、点头样呼吸等。

2. 中枢性呼吸衰竭　呼吸节律不齐、潮式呼吸、叹息样呼吸、呼吸暂停、下颌式呼吸等。

(三)低氧血症

(1)发绀。

(2)神经系统:烦躁、意识模糊、昏迷、惊厥。

(3)循环系统:心率快,后可减慢,心音低,血压先高后低,严重缺氧时心律失常。

(4)消化系统:可有消化道出血亦可能有肝功能损害,转氨酶增高。

(5)肾功能损害:蛋白尿、管型尿,少尿或无尿,严重时出现肾衰竭。

（四）高碳酸血症

（1）早期有头痛、烦躁、摇头、多汗、肌震颤。

（2）神经、精神异常。淡漠、嗜睡、谵语、球结膜充血，严重者昏迷、抽搐、视神经乳头水肿，如有脑水肿可出现高颅压、肌张力高、意识障碍、呼吸节律紊乱、瞳孔变化（忽大忽小或一大一小）等表现。

（3）循环系统。心率快、血压升高，严重时心率减慢、血压下降、心律不齐。

（4）毛细血管扩张症。四肢温、皮肤潮红、唇红、结膜充血及水肿。

（五）水、电解质紊乱

血钾多偏高，但饥饿、使用脱水剂和利尿剂又可引起低钾血症、低钠血症，同时 CO_2 潴留，HCO_3^- 代偿性增高，而使血氯相应减少。

二、诊断

（一）存在引起呼吸衰竭的原发病

如中枢神经系统感染，周围神经肌肉疾病，呼吸道、肺部病变或中毒等。

（二）有周围性或中枢性呼吸衰竭的临床表现

一般中枢性呼吸衰竭主要表现为呼吸频率改变、肢体运动功能障碍、意识障碍，以及伴有呼吸的节律异常，通常起病比较急，病程较短；而周围性呼吸衰竭通常会表现为呼吸困难，缺氧及酸中毒等。

（三）血气分析诊断标准

1. 呼吸功能不全　$PaO_2<80$ mmHg 或 $PaCO_2>45$ mmHg，$SaO_2<91\%$。

2. 呼吸衰竭

（1）Ⅰ型呼吸衰竭：$PaO_2<60$ mmHg，$SaO_2<85\%$。

（2）Ⅱ型呼吸衰竭：$PaO_2<60$ mmHg，$PaCO_2\geq50$ mmHg，$SaO_2<85\%$。

（3）以上血气分析指标是在水平面、安静、不吸氧状态下测得的结果。如果患儿病情过重，不能停止氧疗去监测血气，吸氧时测得的 PaO_2 只反映氧疗的效果，这时应计算氧合指数（PaO_2/FiO_2），即 P/F 比值。P/F 比值可用于快速评估呼吸衰竭的严重程度和指导治疗。

另外，也可通过肺泡-动脉血氧分压差（$A-aDO_2$）来判断。其正常值为 5～10 mmHg，Ⅰ型呼吸衰竭时，$A-aDO_2>15$ mmHg，提示存在肺内分流；Ⅱ型呼吸衰竭时，$A-aDO_2$ 正常。

（4）若 pH 值<7.25，$PaCO_2>70$ mmHg，吸入 40%～50% 氧气时 PaO_2 仍<50 mmHg，临床表现为呼吸浅慢，节律不整，辅助呼吸肌运动弱而无力，腱反射减弱或消失，四肢肌张力减低，面色灰白，则为严重急性呼吸衰竭，常作为呼吸机辅助呼吸的指征。

三、治疗

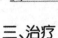

治疗基本原则为呼吸支持,改善 O_2 摄取及促进 CO_2 排出,维持血气接近正常,争取时间,帮助患儿度过危险期,以利于治疗原发病。为便于记忆,可用英文单词首字母缩写"A、B、C、D、E、F"来表示处理要点。

(一)A(airway)——保持气道通畅

1. 体位　将患儿置于舒适的体位,重症呼吸衰竭需要呼吸支持者,采用俯卧位可能对通气功能改善及预后有帮助。

2. 协助排痰　鼓励清醒患儿努力咳嗽,婴幼儿或咳嗽无力的患儿,每 2 h 翻身 1 次,经常拍背,边拍背,边鼓励患儿咳嗽,使痰易于排出。

3. 吸痰　咳嗽无力、昏迷、气管插管或气管切开的患儿,及时给予吸痰。吸痰前应充分给氧,吸痰时应采取仰卧位,选择合适的吸痰管,顺序吸出口鼻咽部和气管的痰液,术者注意佩戴口罩、手套,严格执行无菌操作规程。吸痰时动作轻柔,负压不宜过大,吸引时间不宜过长(<15 s),以防止损伤气道黏膜和继发感染。

4. 湿化和雾化　可用加温湿化器,每日数次。可将 30 ℃左右的蒸馏水放入吸入氧气的湿化瓶中,使吸入的氧气加温、加湿,也可在气管插管或气管切开者吸痰前向气道内滴入 1~2 mL 的生理盐水等。

5. 必要时可使用支气管扩张剂、止咳化痰药物　缓解气道痉挛,减少气道阻力和呼吸做功,减少气道黏膜水肿。如沙丁胺醇、特布他林、异丙托溴铵等。

(二)B(breathing)——氧疗

此时低氧血症比高碳酸血症危害更大,因此要及时有效地补充氧气。

1. 鼻导管吸氧氧流量　年长儿为 1~2 L/min,婴幼儿为 0.5~1.0 L/min,新生儿为 0.3~0.5 L/min。吸入氧浓度为 30%~40%。吸入氧浓度(%)= 21+4×氧流量(L/min)。

2. 面罩吸氧　氧流量:儿童为 3~5 L/min,婴幼儿为 2~4 L/min,新生儿为 1~2 L/min。吸入氧浓度为40%~60%。

3. 头罩吸氧　氧流量根据需要调节,通常为 3~6 L/min。吸入氧浓度为 30%~60%。特别适用于新生儿及小婴儿。

4. 持续气道正压通气　氧流量根据需要调节,通常为 3~6 L/min。吸入氧浓度 30%~60%。改善低氧血症效果优于其他几种吸氧方法,所需设备简单,操作方便、安全,可常规使用。吸入纯氧不超过 6 h,以防氧中毒。

如采取上述措施后仍有低氧血症则应考虑气管插管及机械通气。

（三）C（control machine）——气管插管和机械通气

1. 适应证

（1）经上述治疗无效，出现意识模糊、昏迷者。

（2）吸入氧浓度达到60%时 PaO_2 仍低于50 mmHg，$PaCO_2$ 高于65 mmHg者。

（3）呼吸过慢，频繁呼吸暂停或呼吸即将停止者。

（4）难以解除的上、下气道梗阻。

（5）过度换气治疗脑水肿。

2. 机械通气的方法　常频通气：可选用IPPV、PCV、VCV、IMV、PEEP/CPAP等模式。可将高频通气与体外膜氧合（ECMO）作为补救性措施。

3. 呼吸机主要参数　①吸气峰压（PIP）。②呼气末正压（PEEP）。③呼吸频率（RR）。④吸气时间（Ti）。⑤吸呼比（I/E）。⑥流速（FR）。⑦吸入氧浓度（FiO_2）。⑧每分通气量（MV）。

本部分简单介绍了气管插管和机械通气的适应证、机械通气方法和呼吸机主要参数相关内容，无创机械通气的详细内容将在下文中单独介绍。

（四）D（drugs）——药物治疗

1. 呼吸兴奋剂　慎用。如尼可刹米、洛贝林、二甲弗林、氨茶碱。应首先改善气道阻塞，而后再应用这些药物，否则将加重呼吸肌无效做功。

2. 肺泡表面活性物质　其治疗早产儿肺透明膜病的疗效是公认的，可使病死率下降40%。在治疗小儿呼吸衰竭时早期给药优于晚期给药，发病2 d后有些病例发生不可逆损害，此时再给药多效果不佳；临床观察发现，肺泡表面活性物质治疗安全，但未能显著降低病死率。

3. 维持水、电解质及酸碱平衡　呼吸性酸中毒时，可通过改善通气予以纠正；当pH值<7.25，呼吸性酸中毒合并代谢性酸中毒等混合性酸中毒时，可在保证通气的情况下，适当应用碱性药物。低氯、低钾所致代谢性碱中毒时，可适当予10%氯化钾，或适量生理盐水。代谢性碱中毒严重者可酌情静滴适量盐酸精氨酸。液体一般控制在60～80 mL/(kg·d)。

4. 维持器官功能　烦躁不安者适当使用镇静剂，一般使用水合氯醛，抑制呼吸的药物应慎用，如地西泮等；高颅压时应用脱水降颅压药物，原则为“既脱又补”“边脱边补”；循环障碍时可应用血管活性药物，注意保护各器官功能。

（五）E（etiology）——病因治疗

1. 周围性呼吸衰竭　如肺炎时应及时给予抗细菌、抗病毒治疗；哮喘时应用激素及支气管扩张剂；肺水肿及肺出血时及时给予机械通气；气胸或大量胸腔积液引起的呼吸衰竭则及时给予胸腔闭式引流。

2. 中枢性呼吸衰竭　如脑炎或脑膜炎时，及时给予抗生素、抗病毒治疗；免疫性脑炎、急性感染性多发性神经根炎、急性播散性脑脊髓炎等免疫性疾病时要及时给予激素及免疫球蛋白治疗。

（六）F（fluid）——液体治疗

液体量一般为60～80 mL/（kg·d），脑水肿时30～60 mL/（kg·d）。

四、无创机械通气

无创机械通气（non-invasive mechanical ventilation，NIV）是指在不行气管插管或气管切开的情况下进行的机械通气。无创机械通气通过接口（如鼻导管、面罩或头罩）提供持续气道正压通气（continuous positive airway pressure，CPAP）或双水平气道正压通气（bilevel positive airway pressure，BPAP）的机械呼吸支持。自20世纪70年代，Gregory等首次进行持续气道正压通气治疗早产儿呼吸窘迫综合征的临床研究，使得早产儿呼吸窘迫综合征的治愈率大大提高，无创机械通气在临床上得到推广。与有创通气相比较，无创机械通气能够减少患儿的呼吸功，改善呼吸的气体交换，同时避免气管插管、镇静、神经肌肉阻滞等风险和并发症。近年来无创机械通气的研究取得很大进展，适应证越来越广泛，疗效得到更多循证医学的支持，并广泛用于危重患者转运过程中、急诊科、重症监护治疗病房（ICU）。

（一）无创机械通气与有创通气的比较

1. 连接方式不同　无创机械通气是指通过接口（如鼻导管或鼻罩、面罩或头罩等）以非侵入性方式与患儿连接，但是由于鼻或面罩、管路与患儿之间无法杜绝漏气，形成的是非密闭回路；有创通气是通过气管插管（或气管切开）使呼吸机通过管路与患儿肺部连接，形成的是密闭回路。

2. 无创机械通气的特殊受益

（1）减少有创气道管理相关的并发症：包括气管损伤、呼吸机相关肺炎、镇静剂潜在的不良反应等。

（2）保持整个呼吸道通畅（即从上呼吸道至较细小的下呼吸道），从而有利于改善呼气流量和减少阻塞性呼吸暂停。

（3）降低患儿的呼吸功。

（4）使肺泡复张，从而增加功能残气量，减少通气-血流灌注异常。

3. 无创机械通气的风险　无创机械通气可能延误那些需要气管插管和机械通气治疗的患者。如果有大面积漏气，它无法提供充足的呼气末正压通气（PEEP）。

（二）儿科常见无创机械通气模式

1. CPAP　具体内容可参见本节相关内容。

2. BPAP　BPAP 在呼吸周期中可产生 2 种气道正压水平，分别是在吸气相的气道正压（IPAP）和呼气相的气道正压（EPAP）。当患儿吸气时，呼吸机检测到吸气流速，会提供一个更高的吸气压力，帮助患儿克服气道阻力，增加吸入气量，减少患儿呼吸做功，直到检测到流速下降或达到设定的吸气时限。当患儿吸气终止、开始呼气时，呼吸机转而产生一个较低的呼气压力，使得患儿更易呼气，并且防止持续过度通气，增加功能残气量，改善氧合。

BPAP 适用于需要较高水平呼吸支持的患儿，包括使用 CPAP 后未见及时改善的患儿，可以选择 BPAP。双水平支持可提供更高气道压力，并可更好地解决低氧血症的问题。此外，增加的吸气相压力支持可进一步降低呼吸功负荷，增加潮气量通气，并且有助于更迅速地处理高碳酸血症。

用于 BPAP 治疗的疾病包括以下几种。

（1）下气道疾病（如肺炎或囊性纤维化）伴呼吸功增加和高碳酸血症。

（2）对于标准药物治疗无法缓解的哮喘持续状态患儿，或以高碳酸血症为最主要问题的患儿。

（3）先前曾使用 BPAP 治疗成功的患儿，如果病情出现反复，应在呼吸功能损害的病程中尽早启动 BPAP。

（三）无创机械通气的适应证

目前国内外没有关于该适应证的绝对标准，对大多数无须急诊气管插管、血流动力学稳定的呼吸衰竭患儿，如果确认没有无创机械通气的禁忌证就可开始无创机械通气治疗。开展无创机械通气治疗的常见儿科疾病如下。

1. 气管软化、喉软骨软化和 Pieire Robin 综合征　对于上气道梗阻疾病，无创机械通气可以对气道发挥支撑作用，缓解呼吸困难。

2. 新生儿呼吸窘迫综合征、早产儿呼吸暂停　使用 CPAP 可以于疾病初期降低上呼吸道的阻力，复张塌陷的肺泡，维持功能残气量，减少耗氧量和肺内分流，减少有创机械通气的使用率，减少相关并发症。尤其在早产儿频发呼吸暂停时有肯定的疗效。

3. 毛细支气管炎、哮喘持续状态　采用辅助供氧和其他常规治疗手段，如支气管扩张剂、抗感染治疗、激素治疗等仍无法缓解的中度至重度呼吸困难。

4. 肺炎伴持续呼吸过速　即呼吸频率>该年龄对应的第 75 百分位数，吸入氧分数（FiO_2）要大于 0.5 才能使动脉血氧饱和度（SaO_2）维持在 94% 以上，同时伴随呼吸性酸中毒的患儿，可以优先无创机械通气改善心肺功能。

5. 有创无创序贯通气　接受气管插管有创机械通气的患儿，在未完成满足拔管和撤机的条件下，提前试验性拔管，改用无创机械通气，改善患儿呼吸困难的病情，为实现逐渐撤机创造条件。

6. 阻塞性睡眠呼吸暂停　由于上呼吸道的解剖狭窄（扁桃体肿大及腺样体肥大）导

致低通气或呼吸暂停，从而引起反复发作的低氧高碳酸血症，可导致心肺和其他重要生命器官并发症。主要治疗方法是行扁桃体和腺样体切除术，部分患者若术后仍有呼吸暂停，可使用CPAP治疗以维持气道压力，保持呼吸道畅通，缓解缺氧，改善脑部血供，减少其他重要器官的并发症。

7. 其他疾病　肺水肿、肺不张、肺囊性纤维化病变。

（四）无创机械通气的禁忌证

临床评估确定需立即行气管插管的情况是无创机械通气的绝对禁忌证。不宜使用无创机械通气的具体情况包括以下几种。

（1）患儿心搏、呼吸骤停。

（2）患儿突然出现意识障碍（如格拉斯哥昏迷评分<8分或评分急速下降），或者患儿处于癫痫持续状态。

（3）误吸风险高：如气道保护性反射消失或不能清除气道分泌物，可引起误吸。

（4）需要行气道保护措施：如进行性上呼吸道水肿或烧伤、会厌炎时，需要行气道保护措施。

（5）对于以下情况的患儿通常也要避免无创机械通气：①面部撕裂伤、面部骨折；②上消化道出血；③气胸（未放置胸腔引流管前）；④血流动力学不稳定的患儿。

（五）无创机械通气的操作

1. 患儿的选择　正确选择患儿是无创机械通气成功的关键。在给予无创机械通气治疗前应评估以下情况。

（1）患儿有无禁忌证。

（2）患儿的依从性，是否可耐受无创机械通气的方式。

（3）无创机械通气能否改善、治疗当前呼吸状态。

2. 镇静　理想的镇静剂应能在抗焦虑的同时没有呼吸驱动、气道保护和血流动力学的不良影响。例如，右美托咪定、咪达唑仑在重症治疗中越来越多地用于为无创机械通气提供镇静。年龄较大的儿童，通常可采用治疗前沟通、安慰和指导开始无创机械通气，只需使用少量甚至不用镇静剂。

3. 监护　无创机械通气患儿的监护水平与有创气管插管机械通气支持的患儿一样，均包括24 h心电监护、脉搏血氧饱和度测定、血压监测及血气分析监测。

4. 人机连接的选择　无创机械通气常见的选择有鼻罩、鼻塞、面罩，具体选择应满足以下目标。

（1）适合患儿年龄阶段特点，尽可能使患儿舒适。

（1）根据患儿的年龄和体型选择大小合适的接口，避免漏气：婴儿、幼儿对于面罩依从性差，建议从鼻接口（鼻导管或者鼻罩）启动；病情较轻的学龄儿童和青少年，首选面罩。

(3)选择不良事件(如皮肤破损或眼损伤)最少的接口,提高患儿舒适度,并且注意在治疗过程中,无论是否有不良事件,都要做好接口部位皮肤保护。

5. 设置参数　无创机械通气参数的设置应根据不同通气模式、患儿耐受性、疾病病因及程度来调节。以下是常规初始设置。

(1)CPAP 的起始压力常设在 4 ~ 6 cmH_2O,一般不超过 10 cmH_2O;也有报道初始压力可安全设定在 8 ~ 10 cmH_2O 而不引起血流动力学异常。

(2)BPAP 的初始压力通常设定在 4 ~ 5 cmH_2O(EPAP)和 8 ~ 10 cmH_2O(IPAP),呼吸频率在 20 次/min,在 20 min 内逐渐增加到合适水平,最终的 IPAP 压力常为 15 ~ 22 cmH_2O。

(3)根据患儿的血氧饱和度(92% ~ 95%)来调整 FiO_2,目标是增加 PEEP(EPAP 或 CPAP),使 FiO_2维持于 50% 以下。

6. 监测工作　完成初始无创机械通气参数设置,连接人机后,仍需密切观察和评估。

(1)连接界面是否有漏气,需及时地调整和固定鼻塞、鼻罩、面罩。

(2)观察患儿胸廓起伏与呼吸机送气是否协调,人机协调表现在患儿的呼吸动作和呼吸机呼气(吸气)相漏气的声音一致。

(3)呼吸频率和心率变化:如果在开始无创通气的第 1 个小时内,患儿的呼吸频率下降,心率改善,是无创机械通气有效的表现。

(4)呼吸困难:如果患儿原有呼吸困难的表现,即鼻翼扇动、三凹征、发绀,在使用无创机械通气后得以改善是治疗有效的表现。

(5)FiO_2:有效的无创机械通气可在 1 h 内降低所需的 FiO_2,无创机械通气有效的表现是含氧血红蛋白饱和度维持在 92% ~ 95%,FiO_2降至 50% 以下。如果持续需要较高 FiO_2供氧,则提示无创机械通气失败。

(6)血气分析:能够提供调整通气参数的客观数据。在开始无创机械通气之后高碳酸血症有明显改善,可用来持续监测通气效果。如果血气分析提示高碳酸血症无改善或加重,调整无创正压通气(NIPV)设置,或改 CPAP 为 BPAP,或决定行气管插管及机械通气。

(六)无创机械通气的潜在并发症

1. 气压伤　接受无创机械通气的患儿有气压伤、气漏综合征、张力性气胸、纵隔积气、皮下气肿的风险。需要尽量调低参数,力争用最小的气道压来达到治疗的目的,并且在观察时始终保持警惕。

2. 误吸　使用无创机械通气时有可能发生误吸。戴全面罩期间发生呕吐的患儿会有误吸风险,而且通气参数值越高,患儿呕吐的风险越大,预防性尝试口胃管或鼻胃管减压也可能增加呕吐的风险。此外,某些无创机械通气患儿可能需用镇吐药(如昂丹司琼),其误吸的风险也会增加。因此,气道保护性反射受损、分泌物清除困难或昏迷的患儿应避免无创机械通气。

3. 皮肤破损　使用鼻罩或口鼻罩作为人机接口时,最常见的并发症是面部皮肤刺激、破损和溃疡。有研究发现约12%的患儿发生鼻梁皮肤破损。选择合适尺寸的面罩、保护皮肤,以及对长时间接受无创机械通气的患儿轮流使用不同接口可以减少并发症的发生。

4. 鼻黏膜损伤　使用鼻罩或鼻导管会引起鼻黏膜损伤,通气未湿化可导致鼻黏膜干燥或鼻出血。所以在无创机械通气期间应监测鼻导管是否通畅,对于接受无创机械通气的患儿,应对使用鼻罩或鼻导管内的气体进行湿化、加温。

5. 眼睛刺激或损伤　如果面罩大小不合适、漏出气体吹到眼睛或面罩边缘不恰当地接触到眼睑,会刺激眼睛,甚至出现眼睛损伤,如角膜擦伤、角膜溃疡、结膜炎。以上并发症可通过选择合适尺寸的面罩避免。

6. 胃扩张　在无创机械通气过程中,当吸气相压力超过食管下括约肌压力(正常值为10 mmHg)或患儿因哭闹吞咽空气时,可能发生胃胀气和胃扩张。胃扩张可引起呕吐,从而增加面罩无创机械通气患儿的误吸风险。必要时适度进行镇静,并尽量调低参数值,使用最小的气道正压,有助于预防胃扩张。

对于胃造瘘插管的患儿,应实行瘘管减压。医护团队应避免预防性尝试经口胃管或鼻胃管减压,因为这样会增加呕吐误吸的风险。

第三节　哮喘持续状态

哮喘持续状态又称哮喘危重状态,是指哮喘发作时,经常规应用支气管舒张剂和糖皮质激素等药物治疗后,临床症状不缓解,出现进行性呼吸困难的严重哮喘发作。

一、临床表现

常在呼吸道感染、接触变应原或长期哮喘难以控制的情况下,突然出现以下表现,此时应考虑哮喘持续状态的诊断。

(1)哮喘急性发作,呼吸困难进行性加重,呼气相延长,大汗淋漓。

(2)患者烦躁不安,端坐呼吸,发绀,语言不连贯或不能发声。

(3)哮鸣音广泛、调高,呼吸音减弱或消失,心率增快,奇脉。

(4)肺功能 FEV_1<60%预计值,当<33%预计值时,提示病情危重,气道严重梗阻。

(5)血气分析呈低氧血症、低碳酸血症;如二氧化碳分压由低值转为正常,或出现高碳酸血症,则提示病情恶化,患者处于危急状态,气道梗阻严重。

(6)出现气胸或皮下气肿,提示病情极重。

哮喘临床评分(表6-1)可作为参考。

表6-1　哮喘临床评分

评估项目	0分	1分	2分
发绀	无	吸空气有	吸浓度为40% O_2仍有
PaO_2(mmHg)	70~100	<70	<70
呼吸音	正常	两侧对称	减弱或无
辅助呼吸肌应用	无	中等度应用	极用力
喘鸣音	无	中等度	明显
脑皮质功能	正常	抑制或烦闹不安	昏迷

注:评分>7分,$PaCO_2 \geq 65$ mmHg为气管插管指征。选择容量控制通气方式,以保证潮气量。如患儿处于极度衰竭状态,评分值反而降低,此时亦应及时气管插管,给予呼吸支持。

二、监测

(1)每小时观察记录鼻翼扇动、三凹征、呼吸音、发绀、呼气相时间及哮鸣音,并按哮喘评分表评分1次。

(2)应用机械通气者,每2 h记录1次潮气量、气道阻力、顺应性等。

(3)有病情变化或呼吸机应用效果不好者及时测血气,否则6~12 h测血气1次。

(4)常规监测呼吸、心率、心电图、血压。

(5)其他检查项目,C反应蛋白,血、尿、便常规,血生化,胸片,胸部CT,肺功能(病情平稳时),脑利尿钠肽(疑有心力衰竭时)。

三、治疗

总原则:扩张支气管,改善供氧,保持内环境稳定。

(一)吸氧

以面罩吸氧为宜,吸入氧浓度宜高,30%~50%,加温、加湿给氧,避免冷空气对气道的不良刺激,使PaO_2保持在70~90 mmHg。吸氧效果差则及早应用CPAP,甚至气管插管呼吸支持。

(二)镇静

10%水合氯醛溶液0.5 mL/kg加等量生理盐水口服或灌肠,或用苯巴比妥每次5~10 mg/kg肌内或静脉注射,呼吸衰竭者慎用。吗啡可引起组胺释放,应避免使用。

(三)β_2受体激动剂

吸入速效β_2受体激动剂:0.5%沙丁胺醇(万托林)或0.25%特布他林(博利康尼)溶液雾化吸入。开始1 h内每隔20 min吸入1次,3次无效可考虑应用其他药物。以后根据情况每2~4 h 1次重复吸入,同时监测呼吸及心率。

常用雾化吸入药物见表6-2。

表6-2　常用雾化吸入药物

体重	沙丁胺醇/mL	异丙托溴铵/mL	布地奈德/mg	生理盐水/mL
<20 kg	1.25	1	0.5	2
>20 kg	2.5	2	1	2

(四)肾上腺皮质激素

1.雾化吸入　布地奈德(普米克令舒),<6岁每次0.5 mg,>6岁每次1.0 mg,重症时可加量,<6岁每次1.0 mg,>6岁每次2.0 mg,用空气压缩泵(或吸氧流量>6 L/min)作为动力的雾化器给药,本品可与沙丁胺醇、特布他林或异丙托溴铵溶液混合使用。

2.静脉应用　雾化吸入效果不好时,早期静脉应用肾上腺皮质激素。甲泼尼龙1~2 mg/(kg·次),静脉滴注,q12 h或q8 h;琥珀酸氢化可的松5~10 mg/(kg·次),静脉滴注,q12 h或q8 h;地塞米松0.25~0.50 mg/(kg·次),静脉滴注,q12 h。

3.口服　静脉应用3~5 d后,如仍需大剂量激素维持治疗,可每日口服泼尼松1~2 mg/kg,分2~3次口服,最大量40 mg。经3~4 d后减停。

(五)氨茶碱

负荷量4~6 mg/kg,最大量250 mg,30 min静脉滴注,然后以0.75~1.00 mg/(kg·h)的维持量持续静脉泵入,每日剂量控制在24 mg/kg以内。如24 h内已用过氨茶碱,直接应用维持量或1/2负荷量持续静脉滴注。

(六)硫酸镁

通过干扰支气管平滑肌细胞内钙离子内流而起到松弛气道平滑肌的作用。25%硫酸镁溶液0.1 mL/kg+10%葡萄糖溶液20 mL缓慢静脉滴注,每日1~3次,可连续应用2~3 d。伴有肾功能不全或低血压的哮喘患儿应禁用或慎用。

(七)抗胆碱药

与β_2受体激动剂联合吸入可延长疗效。常用异丙托溴铵5~10 μg/(kg·次),或0.025%异丙托溴铵溶液,<4岁每次0.5 mL,4~12岁每次1.0 mL,>12岁每次2.0 mL,加入0.9%氯化钠溶液中用空气压缩泵雾化吸入。

(八)白三烯调节剂

可协助糖皮质激素更好地控制哮喘或减少糖皮质激素的用量。孟鲁司特钠(顺尔宁),<7 岁每次 5 mg,>7 岁每次 10 mg,每日 1 次。

(九)维持液体及酸碱平衡

1/3 张含钠液,最初 2 h 以 5 ~ 10 mL/(kg · h)速度纠正脱水,之后以 1/5 ~ 1/4 张含钠液维持,见尿后补钾,一般补液量为每日 50 ~ 100 mL/kg。当 pH 值低于 7.2 时再考虑补充碳酸氢钠纠正酸中毒。

(十)机械通气指征

机械通气指征包括:①严重呼吸困难;②呼吸音几乎不能闻及;③呼吸肌疲劳,患儿呈极度衰竭状态;④意识障碍,血压改变(或高或低);⑤FiO_2 >60% 仍有严重发绀;⑥$PaCO_2$进行性增高超过 65 mmHg。

(十一)使用呼吸机时的注意事项

(1)选择容量控制型通气方式。

(2)选用带套囊的气管插管,防止漏气。

(3)潮气量初调以 8 mL/kg 计算,因气道阻力大,吸气峰压也应相对较高,但一般不宜超过 40 cmH_2O。然后根据血气和临床情况调整。

(4)应用 PEEP 或 CPAP 是治疗的关键,使过早闭陷的小气道扩张,抵消患儿产生的内源性 PEEP,减轻呼吸肌群的负荷。一般 PEEP 为 3 ~ 5 cmH_2O。

(5)选择比生理频率略慢的呼吸频率。

(6)哮喘患者呼气时间延长,须调节合适的呼气时间,以避免气体进一步潴留肺内。

(7)如自主呼吸与呼吸机不合拍,应及早应用肌松剂,以保证有效通气,防止气道压力过高引起气压伤。可选用阿曲库铵,起始量 0.3 ~ 0.6 mg/kg 静脉推注,维持量 5 ~ 10 ng/(kg · min)静脉滴注。

(8)血气维持在 $PaCO_2$ 50 ~ 60 mmHg,PaO_2 80 ~ 100 mmHg,SaO_2 90% 以上,pH 值 7.20 ~ 7.30。

四、治疗时注意事项

(1)气管插管机械通气前勿使用麻醉剂或巴比妥类药物(因抑制呼吸中枢)。

(2)勿过量使用异丙肾上腺素(使分泌物黏稠,用尽糖原贮存,加重病情)。

(3)勿过量使用气雾剂(反复使用可加重哮喘,无效时即停用)。

参考文献

[1]童连. 0 ~3 岁婴幼儿保健[M]. 上海:复旦大学出版社,2020.
[2]郑玉萍,刘乔,张艳玲. 幼儿卫生与保健[M]. 成都:电子科技大学出版社,2020.
[3]杨泉芳,王艳芬. 幼儿卫生保健基础[M]. 北京:中国人民大学出版社,2020.
[4]方光光,曾春英,王雪莱. 婴幼儿常见问题及指导[M]. 北京:西苑出版社,2020.
[5]陈巍,吴夕,张佩斌. 儿童眼保健工作实用手册[M]. 北京:中国科学技术出版社,2020.
[6]党劲,王川,张鹏. 新编幼儿卫生保健[M]. 北京:语文出版社,2019.
[7]王海琳. 实用儿童保健学[M]. 长春:吉林科学技术出版社,2019.
[8]童慧玲. 学前儿童卫生学[M]. 合肥:安徽大学出版社,2019.
[9]黎海芪. 实用儿童保健学手册[M]. 北京:人民卫生出版社,2018.
[10]张海丽. 学前儿童卫生与保健[M]. 北京:北京理工大学出版社,2018.
[11]任为. 临床儿科诊疗与儿童保健[M]. 上海:上海交通大学出版社,2018.
[12]夏正坤,黄松明,甘卫华. 儿科医师诊疗手册[M]. 北京:科学技术文献出版社,2021.
[13]王婷,张京晶,范勇. 儿科常见疾病诊疗与护理[M]. 北京:世界图书出版公司,2021.
[14]吴超,王佩瑶,雷大海. 现代临床儿科疾病诊疗学[M]. 郑州:河南大学出版社,2021.
[15]李斌. 儿科疾病临床诊疗实践[M]. 郑州:河南大学出版社,2020.
[16]刘庆华. 现代儿科常见病临床诊疗[M]. 汕头:汕头大学出版社,2020.
[17]于吉聪. 临床儿科诊疗进展[M]. 哈尔滨:黑龙江科学技术出版社,2020.
[18]朱鹏立. 新生儿诊疗常规[M]. 福州:福建科学技术出版社,2020.
[19]索有梅. 儿科疾病诊断治疗与新生儿诊疗应用[M]. 武汉:湖北科学技术出版社,2018.